偏方很小
效果很好

对身体有益的医食同源小百科

永山久夫◎主编

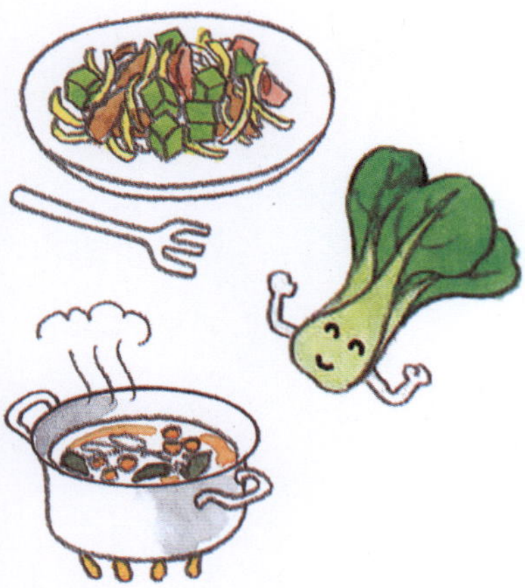

吉林科学技术出版社

图书在版编目（CIP）数据

偏方很小，效果很好 /（日）永山久夫主编 ；张丽，付煜译. -- 长春 ：吉林科学技术出版社，2014.11
ISBN 978-7-5384-8496-0

Ⅰ.①偏… Ⅱ.①永… ②张… ③付… Ⅲ.①土方－汇编 Ⅳ.①R289.2

中国版本图书馆CIP数据核字(2014)第263952号

偏方很小，效果很好

主　　编　永山久夫
翻　　译　张　丽　付　煜
翻译助理　夏　冰　张星灿　曾嘉曦　王　鹏
出 版 人　李　梁
策划责任编辑　韩　捷　万田继
执行责任编辑　练闽琼
封面设计　长春创意广告图文制作有限责任公司
制　　版　长春创意广告图文制作有限责任公司
开　　本　170mm×240mm　1/16
字　　数　200千字
印　　张　12
印　　数　7000册
版　　次　2015年6月第1版
印　　次　2022年1月第2次印刷
出　　版　吉林科学技术出版社
发　　行　吉林科学技术出版社
地　　址　长春市人民大街4646号
邮　　编　130021
发行部电话/传真　0431-85677817　85635177　85651759
85651628　85600611　85670016
储运部电话　0431-86059116
编辑部电话　0431-85635186
网　　址　www.jlstp.net
印　　刷　唐山才智印刷有限公司
书　　号　ISBN 978-7-5384-8496-0
定　　价　48.00 元
如有印装质量问题可寄出版社调换

健康饮食可以强身健体

支撑健康的饮食之力

人们都希望不要生病，保持身体健康。但人吃五谷杂粮，哪有不生病的，所以在平日里要多注意保养。如果身体出现不适，又没到需要吃药或去医院看病的程度，我们该怎么办呢？

自古流传的“养生”，就是利用“食养”的方法来强身健体，提高机体抵抗外界侵害的能力，从而达到预防疾病的效果，这就是养生法。在养生法中，自古以来最为重视的就是食材的选择及食用方法。一日三餐，对各种食材精挑细选，烹饪加工后食用。根据选材、烹饪、食用的不同方法，不但能起到一定的治疗效

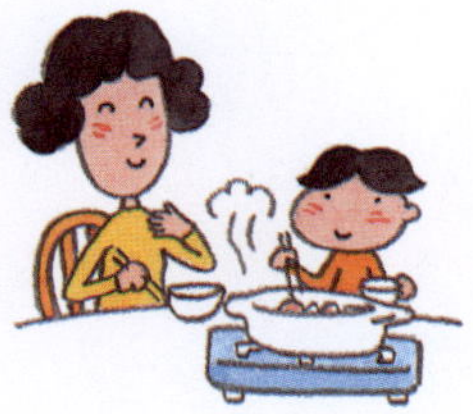

果，还能起到延年益寿的作用。

我们的身体靠从每日的饮食中获取的营养成分来维持基本的生命体征，大脑、心脏、血管、肌肉、骨骼、毛发等皆是如此。所以我们要均衡摄入身体所需的各种营养成分，来提高免疫力和自身恢复能力，少生病、少吃药，保持健康，长命百岁。

“药补不如食补”的养生术

日本江户时代著名的植物学家贝原益轩先生（1630~1714）极为推崇这种依靠自然之力的“自力健康法”和“强化治愈疗法”。其一生专注于此，且身体力行，享年85岁。而他在83岁那年出版的《养生训》，直到现在依然很受欢迎。

书中提到“药补不如食补”的理论，并进一步提出：“老年人更应该选择食补，不到万不得已尽量少吃药。”也就是说，与其得病之后依赖“药”，不如在平日里多注意“食”，仔细选择每餐的食材，精心烹饪，让“食”起到“药”的效果并不难。

真正的“健康疗法”

目前，美国、加拿大等国正在努力研究古时流传下来的“Natural Medicine（自然之药）”，指的是充分利用天然草药、果蔬等具备的营养功效来预防和治疗疾病。

日本人的长寿餐，便是能够增强免疫力的“菜茄”。配料众多的味增汤在现代的长寿村中依然被人们广泛食用，我们将其称为“医食同源的汤”。

任何食物中都含有预防疾病的能量，善于利用这些食物来让我们更加健康长寿，这才是真正的健康疗法。

饮食文化研究者

永山久夫

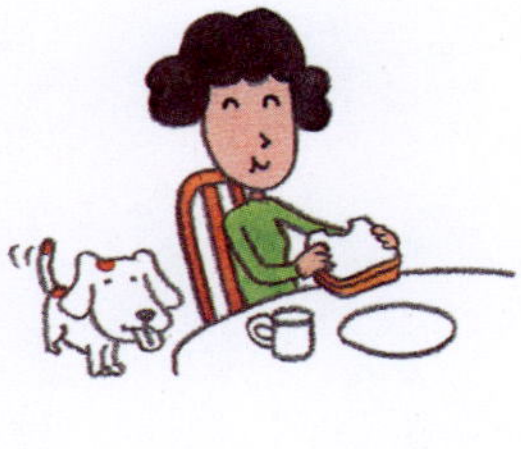

目录

第一章　症状的改善

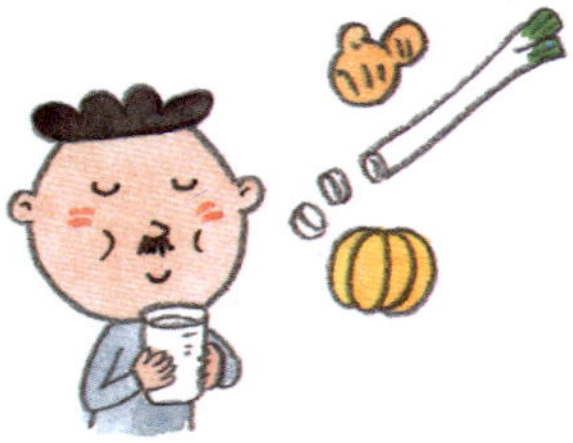

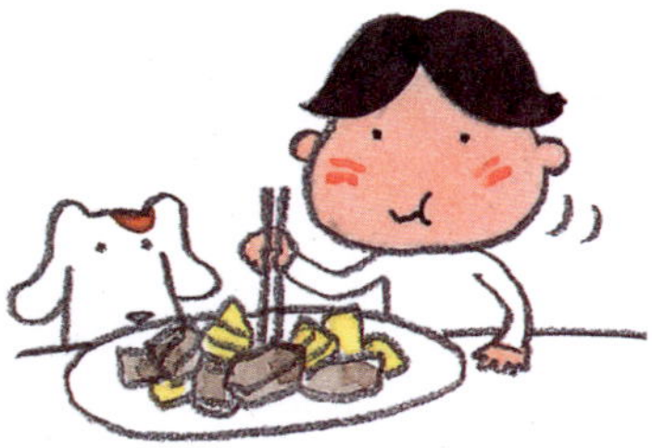

第三章　女性的烦恼

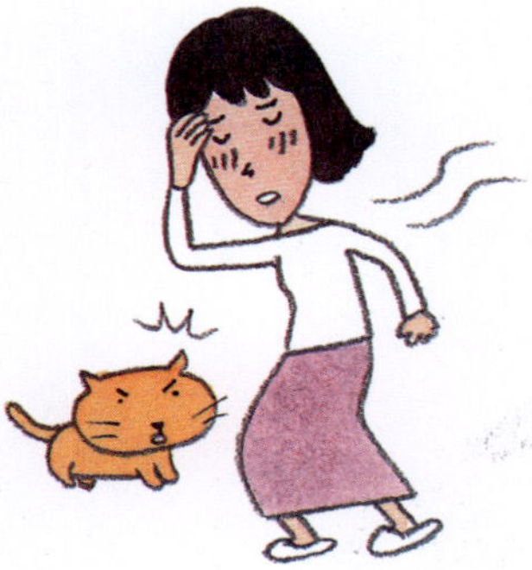

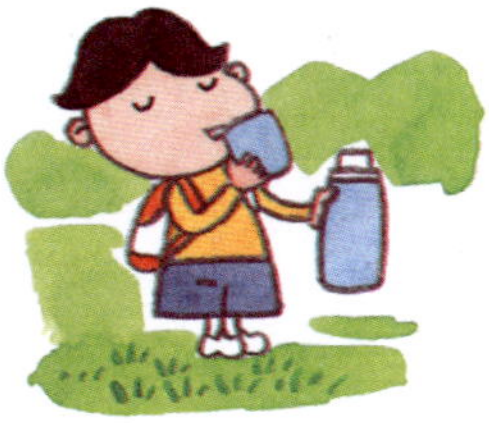

第四章　儿童的症状

专栏

本书阅读方法

本书中介绍了日常生活中约120种食材的药用功效和简单的制作方法，在“身体稍有不适又不至于去医院”或“为了预防疾病，改善饮食习惯”时不妨一试。

患有糖尿病、肾脏疾病、高血压等病的人需要控制饮食，请咨询医生后再尝试。

关于材料

菜谱食材基本为2人份，饮品为1人份，根据菜谱不同，有时可作为2～3人份。

关于计量

1大勺约为15ml，1小勺约为5ml。

关于微波炉

以600W为加热时间的功率标准，500W功率则需要耗时1.2倍，700W耗时0.8倍，以此类推。

关于“健康小贴士”

本书所介绍的健康小偏方并不能代替药物，且治疗效果因人而异。

关于“第四章 儿童的症状”

食材的分量请根据孩子的身体状况做适当调整，未满1周岁的婴儿请不要食用蜂蜜，以免肉毒杆菌中毒。

关于替代品

日本酒：日本酒在一些超市中可以买到，若没有，也可以用米酒、料酒代替。

日式调味汁：日式调味汁在超市中有售，也可以用鸡汁或一品鲜酱油代替。

乌冬面露：是一种日式调味汁，超市里可以买到。如果买不到可以尝试用肥牛汁或海鲜汁代替，但味道会略有不同。

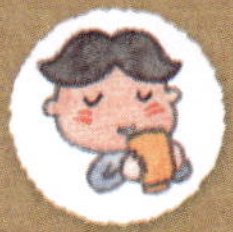

第一章

症状的改善

当感觉身体不适，我们可以借助食物的
神奇功效来恢复健康

感冒 Cold

从内而外的温暖身体，增强对疾病的抵抗力

当身体疲劳、睡眠不足时会导致免疫力下降，此时病菌易侵入体内，身体会出现感冒的症状。感冒初始阶段是治疗最关键的时期，在症状较轻时及时接受治疗，防止病症加重。若病情恶化，则有可能引发肺炎、支气管炎、哮喘等。

感冒时要尽可能摄取富含维生素A、维生素C的食物，使身体保持温暖，这样可提高对病毒、细菌的抵抗力。感冒时消化系统的功能会减弱，此时应注意减少摄入富含脂肪和膳食纤维等不易消化的食物。

大葱

大葱中的牛磺酸可促进血液循环，由内而外的温暖身体，当身体因感冒而出现体寒的症状时，可以吃些大葱来缓解。大葱能够促进发汗，有退热的功效。

生姜

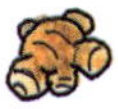

生姜对感冒初期的症状有显著疗效，可以促进血液循环，温暖身体，同时可以起到发汗、解热的效果，使体温恢复到正常状态。生姜强力的灭菌作用可以杀死体内的病原体。

健康小贴士

合谷穴

穴位位置：位于拇指和示指中间，虎口凹陷处。

按摩方法：另一只手拇指弯曲垂直按在合谷穴位上，向小指方向稍用力按压，以有酸胀感为度，每日2次，每次3~5分钟。

功　效：对感冒的症状有较好的治疗效果。

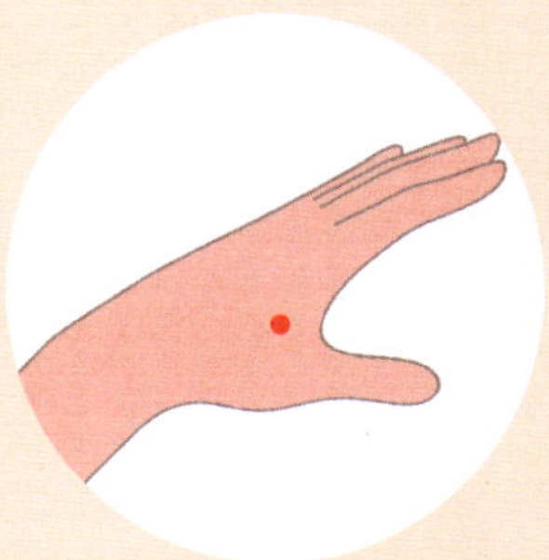

注　意：孕妇严禁按摩合谷穴，以免引起流产。

如果不发热可洗澡

在感冒初始阶段，洗澡可以温暖身体，增强抵抗力。而且，此时清洁皮肤，可以有效阻止病原菌的侵入。但是，如果长时间洗浴会消耗体力，适得其反。为了避免洗澡后受凉，应格外注意保持温暖的室温。

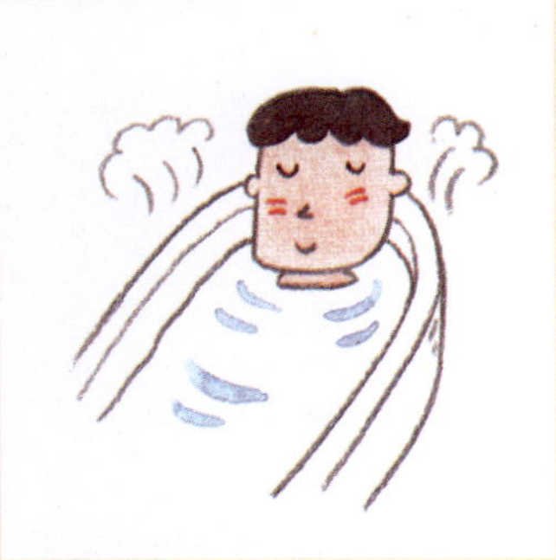

豆芽

豆芽在生长过程中累积了大量的维生素和天冬氨酸，因此，对预防感冒和恢复体力有明显的效果。为了减少耐热性差的维生素C的损失，需格外注意，加热时间应稍微短一点。即使密封的豆芽每天也会减少30%的维生素C，因此，要尽早食用。

菠菜

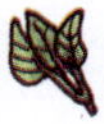

菠菜富含β-胡萝卜素、维生素C、铁、钙等微量元素，营养价值极高。β-胡萝卜素和维生素C可以增强身体的抵抗力，其中β-胡萝卜素还可以增强鼻黏膜对病毒的抵抗力。感冒时，将菠菜煮软后食用有助于消化吸收。

鳕鱼

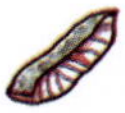

鳕鱼易消化，富含优质蛋白质，是感冒时身体最好的蛋白质补充源。鳕鱼含有保护黏膜的维生素B_2，可以有效防止病原菌侵入鼻黏膜。

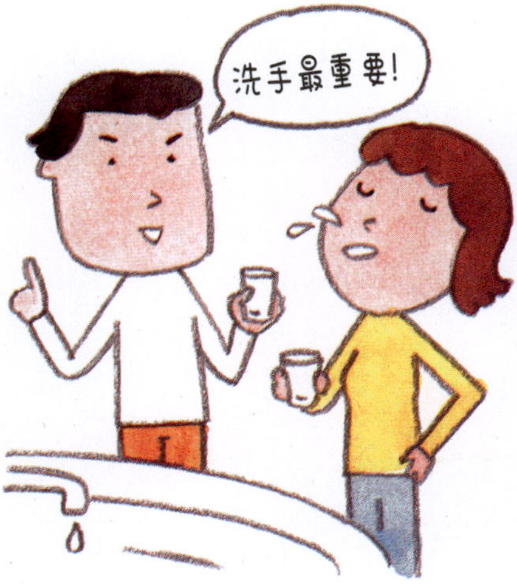

鸡蛋酒

感冒初期喝鸡蛋酒可以促进血液循环，使身体变暖和

材料（1人份）

大葱段 4cm
日本酒 200ml
鸡蛋 1个
白糖 1/2勺
姜泥 适量
橘子汁 适量

制作方法

❶ 往日本酒中加入白糖和鸡蛋，搅拌均匀，加热。
❷ 汤汁黏稠后关火，加入姜泥、橘子汁，以及切碎的大葱，搅拌后饮用。

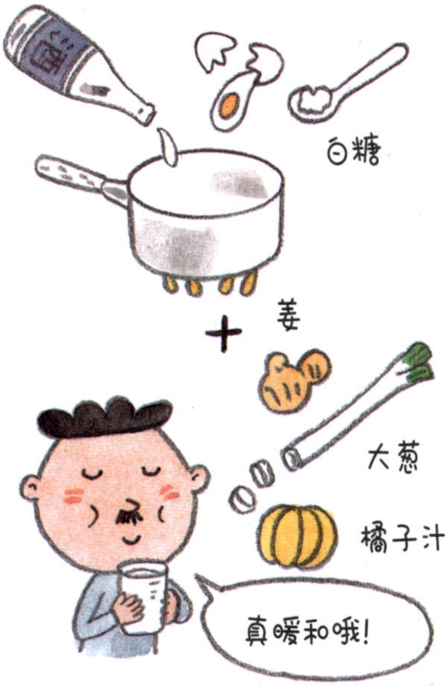

葛粉姜汤

大人食用时可兑入酒
孩子食用时可加入乳酸饮料

材料（1人份）

姜汁 1大勺
热水 200ml
葛粉或淀粉 适量
蜂蜜 适量

制作方法

在热水中融入葛粉，制成葛粉汤。加入姜汁、蜂蜜，搅拌均匀即可。

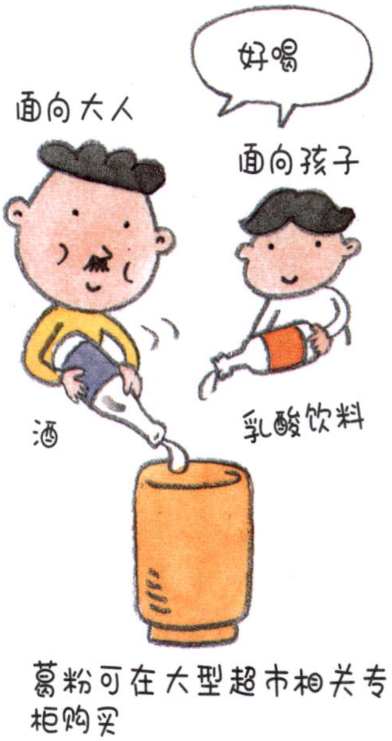

中华汤

制作简单，营养丰富的靓汤

材料（2人份）

豆芽 1/2袋
小油菜 1颗
水 600ml
鸡粉 1/2小勺
盐、胡椒各适量

制作方法

❶ 小油菜从根部十字形切开，茎叶切成大块。

❷ 锅中水烧至沸腾，放入豆芽、小油菜、鸡粉。火候差不多时调入盐、胡椒。

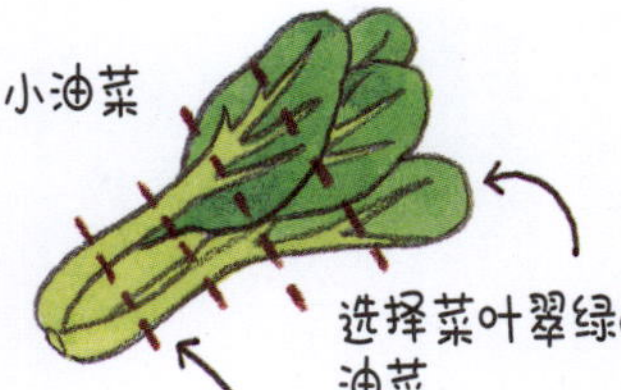

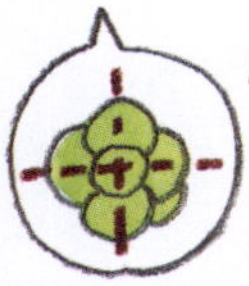

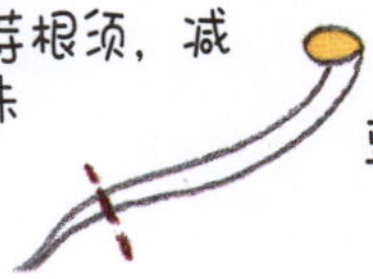

菠菜和猪肉热沙拉

猪肉的蛋白质可以有效增强人体免疫力，是能够战胜感冒的饮食搭配

材料（2人份）

菠菜 2捆
猪肉片 100g
淀粉 适量
依据个人口味调味

制作方法

❶ 菠菜下水焯一下，然后切成一口大小的块。

❷ 在猪肉上轻轻撒满淀粉，下水煮，然后控水。

❸ 把❶和❷盛入器皿，依据个人口味调味后食用。

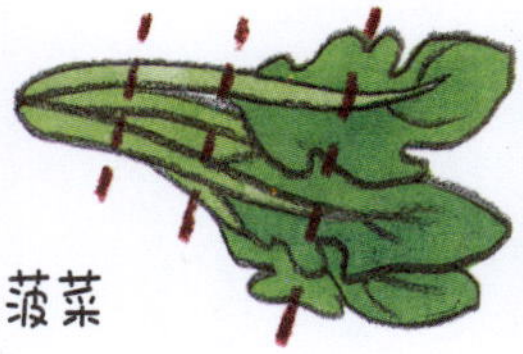

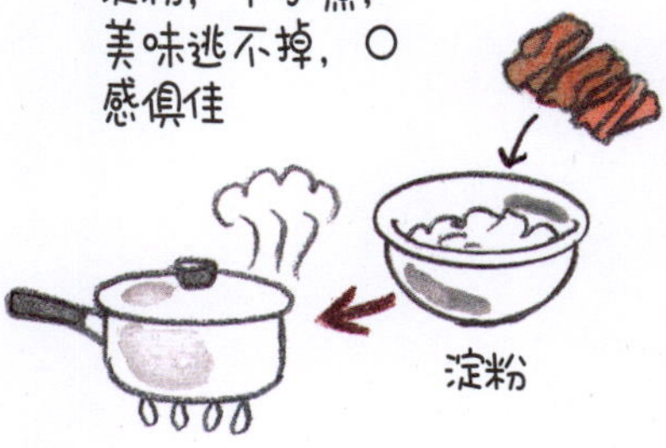

发热 Fever

通过调理肠胃，努力补充营养

发热是身体与侵入体内的细菌、病毒做斗争的防御反应，是由感冒、流感等感染性及炎症性疾病引起的。

若持续发热将耗费很多体力，必须均衡补充糖分、蛋白质、维生素和矿物质。尽量吃一些具有退热功能的食物。因为发热时消化能力下降，通过水煮等烹饪方法使食物变软，可减少胃肠负担。

牛奶

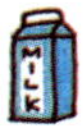

牛奶不仅能够供给人体所需的糖分、优质蛋白质、维生素和矿物质，还可以补充人体因发热而失去的水分。喝冰凉的牛奶会加重胃肠负担，所以应该加热后饮用或做成料理食用。

黄瓜

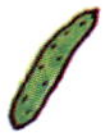

黄瓜有清热解毒的功效，使热量不会积聚在人体内。黄瓜有95%为水分，可以有效地补充人体因发热出汗而流失的水分。黄瓜还具有利尿作用，可以使人体多余的钾和钠随尿液排出体外。

为了与病原体做斗争，身体需要保持适当温度

身体出现发冷、寒战时，正是发热的前兆，此时服用退热药并不合适。退热药应在高热时服用效果最佳。身体为了和病毒、细菌做斗争，需要一定的热量，尤其是头部要保持一定的温度，而且不要让身体过度疲劳，保证充足的睡眠，保持心态平和。即使没有食欲，也要保证水分的摄取。

儿童发热见P166

微波炉布丁

即使发热时也吃得下的美味，可以给虚弱的身体补充营养

材料（1人份）

牛奶 120ml
白糖 2大勺
水 1小勺
鸡蛋 1个
香草精 1～2滴（如果没有，可以不添加）

制作方法

❶ 将1大勺白糖和1/2勺水放入杯中，用微波炉加热（600W）1分钟，使之变为焦糖色，加入剩下的水让其冷却，直至凝固。

❷ 将鸡蛋磕入碗中，加入剩下的白糖和牛奶，充分搅拌后加入香草精。

❸ 将❷注入❶内，用微波炉加热2分钟至其凝固即可。

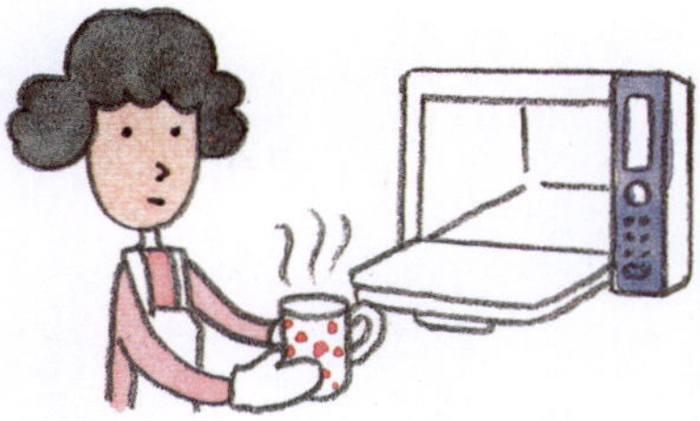

从微波炉中取出的焦糖很热，请小心

将竹扦插入杯中如果未沾布丁液，即为成功

黄瓜豆芽凉拌菜

口干舌燥的时候能有效滋润喉咙

材料（2人份）

黄瓜 1根
姜 1片
豆芽 1袋
Ⓐ（橙子醋3大勺，芝麻碎2大勺，芝麻油1大勺）

制作方法

❶ 斜切黄瓜呈薄片；姜切碎；用微波炉加热（600W）豆芽2～3分钟。

❷ 将Ⓐ混合倒入❶中搅拌即可。

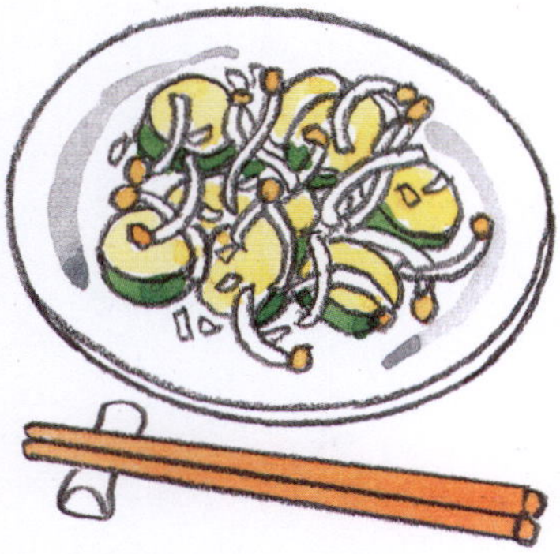

若没有橙子醋，可用其他果醋代替

头疼 Headache

当血液运行不畅引起头痛时，可食用一些温暖身体的食物

血管扩张可引起偏头痛，头部与颈部肌肉负担加重会引起紧张性头痛。当病情加重至长时间疼痛且疼痛难忍时，需尽早去医院就诊。

因血液循环不畅而引起的紧张性头痛，可以通过摄取可以温暖身体、促进血液循环的食物加以改善。据研究表明，精神紧张与压力是造成各种头痛的原因之一，所以一方面应服用一些可以舒缓精神的食物，另一方面根据自身的兴趣爱好，合理地释放压力。

大葱

硫化烯丙基作为大葱的辛辣成分，可以帮助人体吸收维生素B_1，并可以有效改善肌肉与神经系统的功能，还具有温暖身体的效果，可以有效缓解由肌肉紧张或寒冷导致的头痛。

薄荷

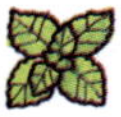

薄荷是一种可以使人神清气爽的香草，能促进呼吸循环，消除焦躁不安，适用于心因性头痛；还可以去除身体多余的热量，对感冒伴随的头痛亦有显著效果。

相克：大葱忌与山楂同食，二者同食会使人失眠，不利于身体健康。

健康小贴士

内关穴

穴位位置：位于前臂正中，腕横纹上2寸。

按摩方法：将示指指腹置于此穴位，与皮肤相对垂直按压。每日2次，每次3~5分钟。

功　效：可有效缓解偏头痛。

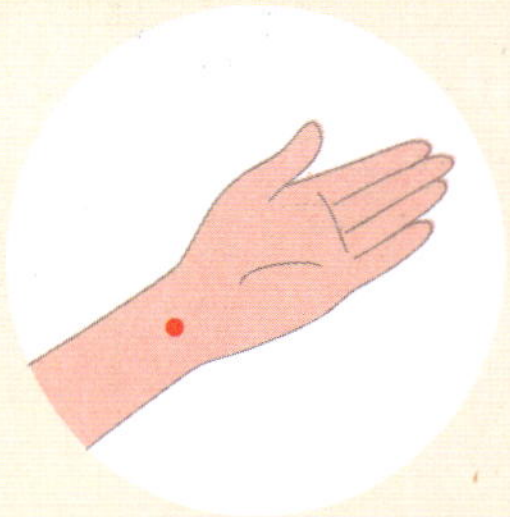

葱拌黄瓜

为了不损失大葱所含的硫化烯丙基，请即时食用

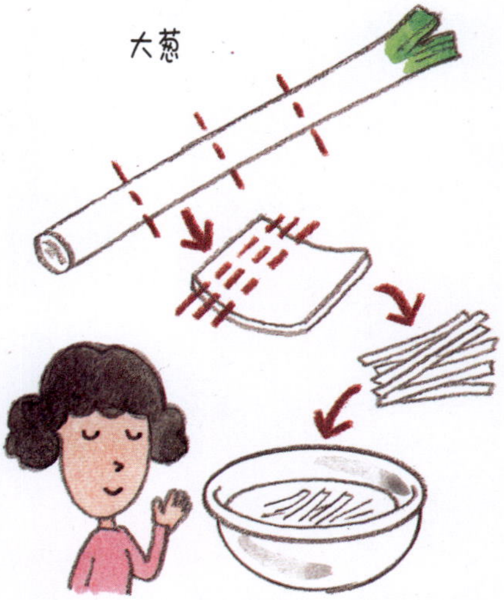
大葱
如果对大葱气味较敏感，可在切丝后立即放入水中浸泡，可去除辛辣味

材料（2人份）

大葱 1根
黄瓜 1根
大萝卜段 4cm
盐 少许
熟芝麻 适量
Ⓐ（芝麻油1/2小勺，醋1大勺，酱油1小勺，蒜泥根据个人口味适量添加）

制作方法

❶ 将Ⓐ中材料放入锅内煮开后放凉，做成酱汁备用。

❷ 将大葱、黄瓜、大萝卜切丝，放入适量盐、准备好的酱汁，拌匀后撒上熟芝麻。

薄荷粹西红柿

西红柿可以帮助身体释放多余的热量，缓解头痛

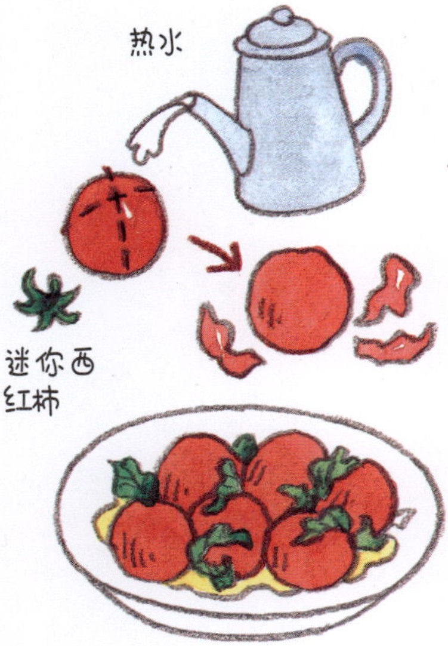
热水
迷你西红柿

材料（2人份）

迷你西红柿 1袋
薄荷叶 3g
蜂蜜 1大勺
盐、橄榄油 各少许
柠檬汁 根据个人口味适量添加

制作方法

❶ 去除西红柿的蒂，在表皮以十字形划几刀，浇上热水，然后放在冰水中使皮自然脱落。

❷ 将所有材料混合拌匀，放置30分钟左右，使之入味即可。

咽喉痛 Sore throat

为了充分发挥食物的杀菌、抑菌作用，可加热后食用

当咽喉部因细菌、病毒感染而产生炎症时，就会引起疼痛。一旦咽喉部过于干燥，细菌、病毒极易大量繁殖，因此，可通过漱口、适量饮水、戴口罩等保持咽喉部湿润，并通过使用加湿器或放置湿润毛巾等方法防止室内干燥。

具有杀菌、抑菌作用的食物，对于缓解咽喉痛有明显疗效。冷食会使咽喉部疼痛加剧，因此，食物需加热食用。

莲藕

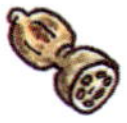

中医认为，莲藕具有清热生津、止渴养肺的功效，可以有效缓解咽喉部干燥、疼痛的症状。其富含的维生素C、维生素B_1，可有效提高人体免疫力。

金橘

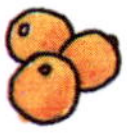

金橘富含维生素A、维生素C，具有抑制咽喉炎症、缓解疼痛的疗效。与果实相比，金橘皮所含营养更为丰富，因此，应尽量带皮食用。

蜂蜜

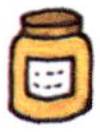

蜂蜜具有极强的杀菌作用，可改善咽喉部炎症，预防咽喉部干燥。由于蜂蜜中的糖类可以很快转化为能量，因此，当咽喉疼痛时，可适量食用一些。

相克：蜂蜜与鲫鱼同食会中毒，若不慎中毒，可用黑豆、甘草煎汁可以解毒。

粗茶漱口

粗茶中含有丰富的单宁，其抗菌作用较强，还富含维生素C，可提高免疫力。当咽喉疼痛时，可用较浓的粗茶漱口。

莲藕热饮

可有效缓解咽喉部炎症，加入蜂蜜后儿童也可食用

材料（1人份）

莲藕汁 3大勺
姜汁 2~3滴
盐 少许
水 100ml

制作方法

将所有材料放入锅中加热，时常搅拌至其沸腾，关火即可。

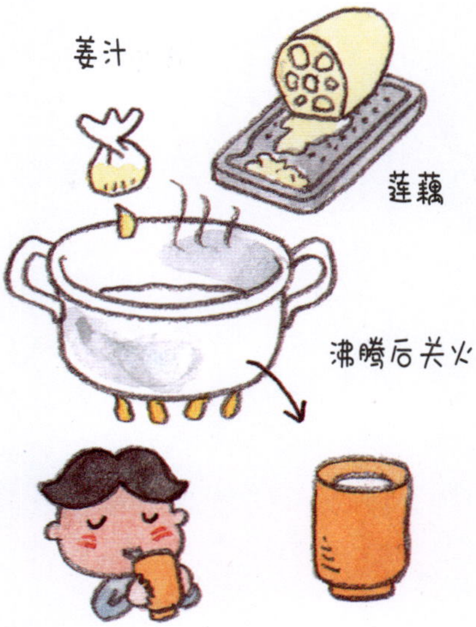
姜汁
莲藕
沸腾后关火

砂糖金橘

可提前制作保存，饮用时用热水冲泡即可

材料（易制作的分量）

金橘 500g
砂糖 200g
水 100g

制作方法

❶ 将金橘洗净，放入热水烫过，擦干，切为4瓣，用牙签去除籽。
❷ 将金橘瓣、砂糖、水放入锅中，中火烧至沸腾，然后转为小火煮约10分钟。
❸ 用热水将准备用于储存的器皿消毒后倒入全部汤汁，放进冰箱冷藏保存。

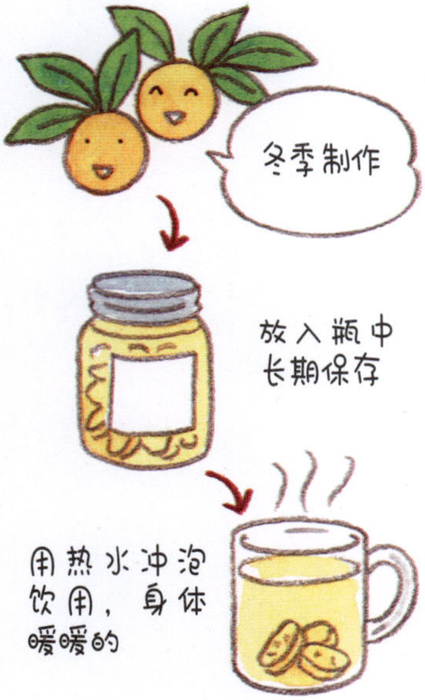
冬季制作
放入瓶中
长期保存
用热水冲泡
饮用，身体
暖暖的

鼻塞·流涕 Mucus/Stuffy nose

多食用富含维生素C的食物，可有效提高人体免疫力，抑制炎症产生

鼻涕是保护身体的一道屏障，是为了排除从鼻腔进入的细菌、病毒而产生的。当鼻黏膜有炎症时，鼻涕会聚集在鼻腔内部，引发鼻塞。当长期出现鼻塞、流鼻涕的症状时，则很有可能是花粉、室内灰尘等引发的过敏性反应，需及时去医院的耳鼻喉科就诊。

多食用富含维生素C的食物，可提高人体免疫力，抑制炎症产生，改善鼻塞、流鼻涕的症状。

西蓝花

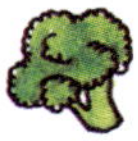

西蓝花富含大量维生素C，100g西蓝花大约含有人体一日所需量，还含具有抗氧化作用的β-胡萝卜素。这两种微量元素的组合可以大大提高人体免疫力。

大葱

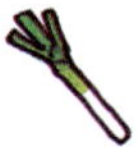

葱白具有抑制炎症、解热、发汗、镇痛的功效。而葱叶部分富含β-胡萝卜素、维生素C、钙等微量元素，均应经常摄入。

相克：西蓝花所含的化学成分会影响牛奶、豆浆中钙的消化吸收，因此，不宜同食。

健康小贴士

迎香穴

穴位位置：位于人体的面部，在鼻翼两侧，旁开约1厘米的皱纹中（在鼻翼外缘中点旁，当鼻唇沟中）。

按摩方法：用双手示指指腹分别按揉此穴位，顺时针方向按揉2分钟。

功　效：可有效缓解鼻塞、流涕症状。

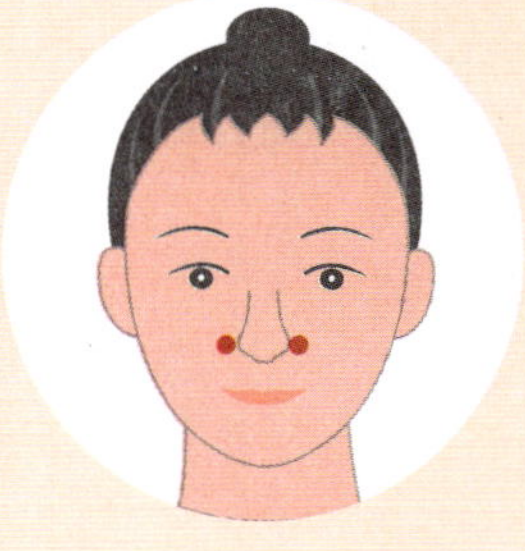

凉拌西蓝花

西蓝花过水焯一下，可保留维生素C

材料（2人份）

西蓝花 1/2棵
虾仁 3 ~5个
煮鸡蛋 1个
Ⓐ（白芝麻碎、橄榄油各1.5大勺，盐少许，酱油1/2小勺，柠檬汁1/2大勺）

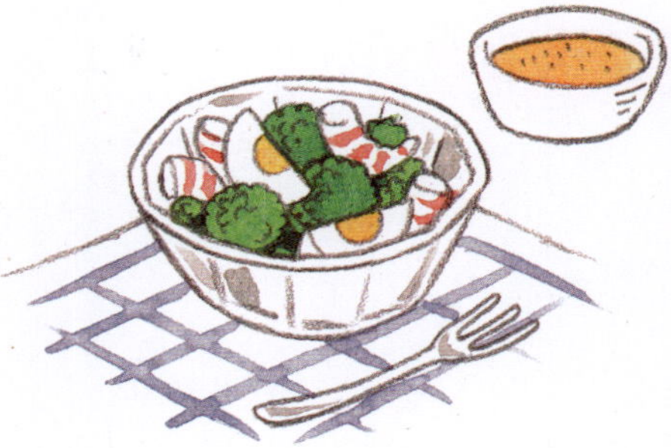

制作方法

❶ 将西蓝花切块，加入盐水中焯一下，以保持绿色。虾仁过水焯一下。煮鸡蛋切4份。

❷ 将❶放入器皿中充分混合，加入Ⓐ，拌匀即可。

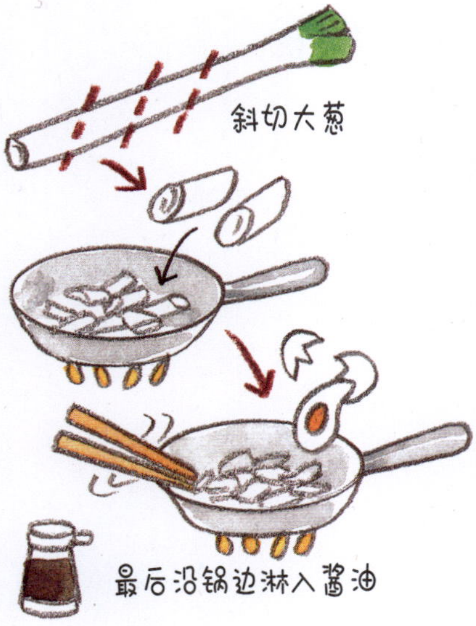

葱炒鸡蛋

炒熟的葱味道甘甜，适合不喜辛辣的人

材料（2人份）

大葱 2根
鸡蛋 2个
酱油、香油各适量

制作方法

❶ 斜切大葱成段。

❷ 平底锅加香油预热，轻炒大葱。

❸ 打入鸡蛋液翻炒，鸡蛋熟后，将酱油沿锅边倒入，翻炒至出锅。

咳嗽·痰 Cough/Phlegm

食用含有大量水分和具有止咳作用的食物可以缓解症状

咳嗽、痰多都是感冒、支气管炎等呼吸系统疾病发生时所伴随的症状。一种为刺激性咳嗽，少痰或无痰；另一种咳嗽则痰较多。刺激性干咳通常出现在感冒初期，此阶段可以通过雾化吸入药物治疗。

竹笋

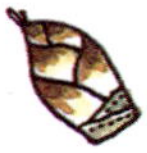

中医认为，竹笋可以清热，改善咳嗽、痰多的症状。竹笋还含有丰富的膳食纤维，对因感冒引起的便秘有显著效果。

木梨（金苹果）

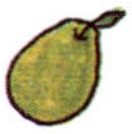

自古以来木梨作为中草药，被用于止咳平喘。还有利尿作用，可消肿解乏。生食苦涩，不宜食用，因此，可制成果酱、果酒或辅以蜂蜜加工为果脯食用。

相克：红糖性温，竹笋性寒，两者性能相克；同时，笋中的氨基酸与红糖在加热过程中生成赖氨酸糖基，对人体有害。

烟尘会诱发咳嗽，因此在治愈前需注意

香烟会诱发咳嗽、痰，在完全治愈前，请禁烟，周围人吸烟也有影响。即使是在排风扇下抽烟，烟雾也会四处飘荡，因此，家人中若有吸烟者，应请其到屋外吸烟，并使烟雾不至进入室内。

紧闭的房间中空气污浊，每日应多次开窗透气，让新鲜空气可以进入房间。

儿童咳嗽·痰见P168

炖竹笋

味道清爽，适合咽喉疼痛时食用

材料（2人份）

水煮笋 1袋
干松鱼 适量
Ⓐ（白糖、酱油、日本酒各2大勺，盐少许，日式调味料1/2小勺）

制作方法

❶ 将竹笋下到沸腾的热水中焯一下，取出放凉，切成适宜大小。
❷ 将笋块放入锅中，加水使其没过笋块，加入Ⓐ炖煮，煮至汤汁逐渐变少、入味。
❸关火前撒上干松鱼，轻轻拌匀即可。

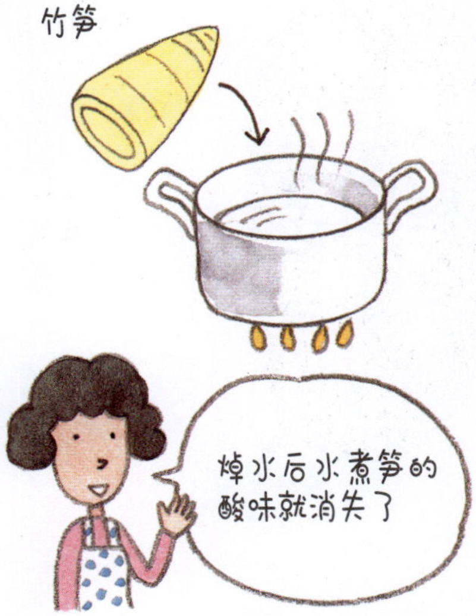

本菜品中起主要治疗作用的是竹笋，若买不到松鱼，不加也可以

蜂蜜木梨果脯

可与姜泥一同用热水泡开服用

材料（易制作的分量）

木梨 500g
蜂蜜 1000g

制作方法

❶ 将木梨洗干净，擦除水分，根据瓶子大小切成1cm厚的片。
❷ 将木梨和蜂蜜放入用热水消过毒的瓶子中，让木梨完全浸泡在蜂蜜里。
❸ 放在冰箱或阴凉处保存，每2日取瓶子摇晃一次，使木梨与蜂蜜尽量混合，大约3个月即可制成食用。

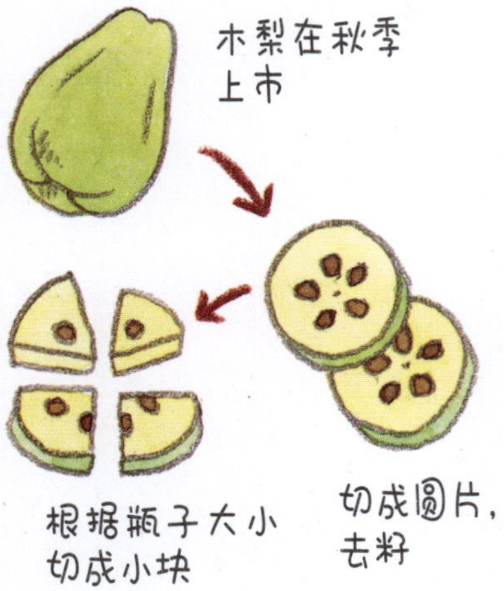

强身健体的营养元素

构成人体能量来源的蛋白质、脂肪、糖是人体三大营养元素，再加上维生素、矿物质一同被称为五大营养元素，是构成健康身体必不可少的物质，人体每天都需要均衡摄取。

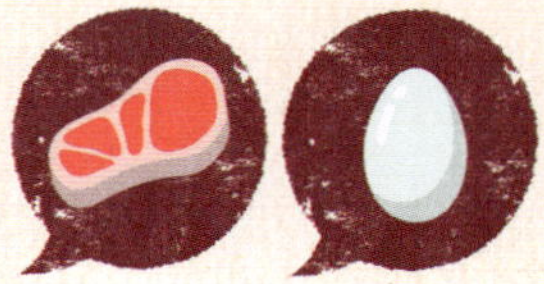

蛋白质

人体重要的组成部分，是能量的主要来源。肉、鱼、蛋中含量丰富。蛋白质由大约20种氨基酸构成，其中9种是人体无法合成或合成速度缓慢，被称为必需氨基酸。含有必需氨基酸种类、数量较多的蛋白质，被称为优质蛋白质。

糖

谷物、马铃薯、水果中含量丰富，与膳食纤维一同被称为碳水化合物。

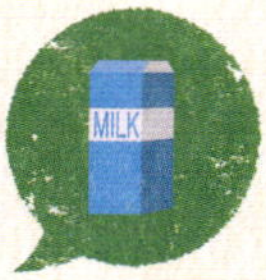

矿物质

骨骼、牙齿的重要组成部分，用于调节身体的健康状态。是体内无法生成的营养元素。

- **钠**：和钾一同调节血压。梅干、咸菜中含量丰富。
- **钾**：与钠一同调节血压。蔬菜、水果中含量丰富。
- **钙**：构成牙齿、骨骼，抑制神经兴奋。牛奶、奶酪中含量丰富。
- **铁**：血液的组成部分。肝脏、羊栖菜（一种藻类植物）中含量丰富。
- **亚铅**：参与合成蛋白质，辅助味觉。牡蛎、咸明太鱼子中含量丰富。

强身健体的五大营养元素

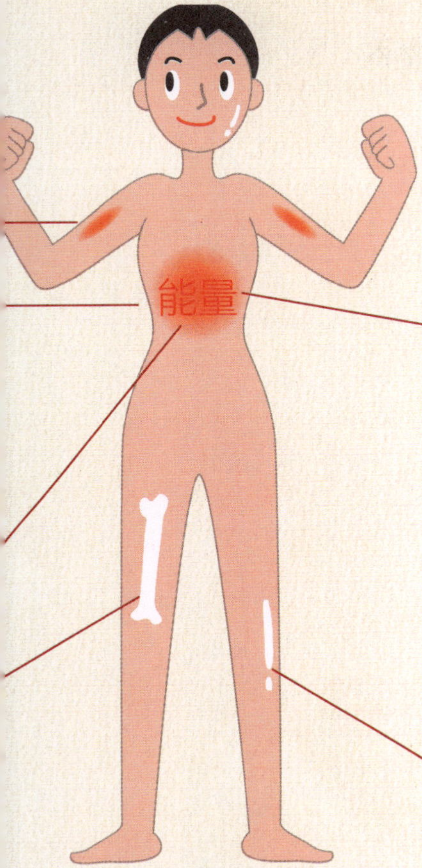

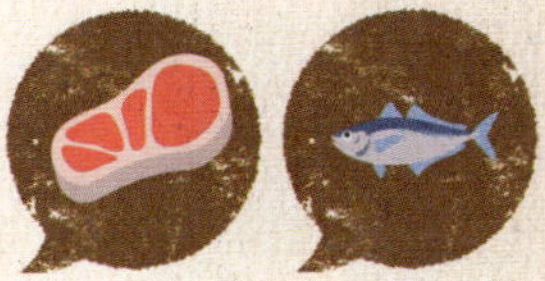

脂肪

肉、鱼、坚果中含量丰富。构成肉类脂肪的饱和脂肪酸摄入过量时会引起肥胖、胆固醇升高等症状。构成鱼、坚果脂肪的不饱和脂肪酸，与三酰甘油、低胆固醇血症息息相关。

维生素

辅助蛋白质、脂肪、糖类发挥作用，调节身体状态。

<脂溶性维生素>

●维生素A

保护皮肤，黏膜健康。萝卜、肝脏中含量丰富。

●维生素D

辅助钙吸收。香菇、鱼中含量丰富。

●维生素E

抗氧化作用。南瓜、杏仁中含量丰富。

<水溶性维生素>

●维生素B_1

将糖类转化成能量。猪肉、糙米中含量丰富。

●维生素B_2

保护皮肤黏膜健康，促进脂肪代谢。纳豆、肝脏中含量丰富。

●维生素B_{12}

和叶酸一起参与制造骨髓红细胞。蛤蜊、蚬子中含量丰富。

●叶酸

和维生素B_{12}一起参与制造骨髓红细胞。毛豆、西蓝花中含量丰富。

●维生素C

提高免疫力，有抗氧化作用。卷心菜、橘子中含量丰富。

第六、第七位营养元素

第六营养元素：膳食纤维

膳食纤维无法在体内消化，可有效改善便秘，预防肥胖和不良生活习惯导致的疾病。与糖一同被称为碳水化合物。

水溶性膳食纤维

极易溶于水。魔芋、海藻中含量丰富。可促进糖类代谢，控制血糖，对低胆固醇血症、改善肠内环境有明显效果。

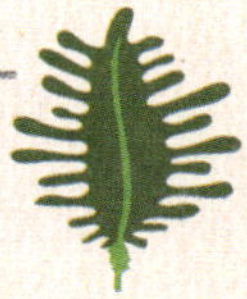

不溶性膳食纤维

不易溶于水。豆类、谷物中含量丰富。可有效预防便秘、癌症。

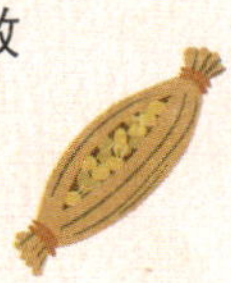

什么是抗氧化作用?

氧是人体将食物转化为能量不可或缺的物质，但活性氧过多时，容易使细胞和血管氧化、衰老，是引发各种生活习惯性疾病的罪魁祸首。
抑制氧化反应的行为被称为抗氧化作用。
在细胞膜上起作用的维生素E、β－胡萝卜素和体液中的维生素C，都具有较强的抗氧化作用。

第七营养元素：功能性成分

所谓的功能性成分，是指在提高人体免疫力，预防生活习惯性疾病上有明显效果的成分，有助于维持身体各组织、器官正常运转，近些年颇受关注。

引人注目的功能性成分

β－胡萝卜素 
一种天然色素，在人体内可转化成维生素A，具有较强的抗氧化作用，对预防细胞氧化衰老有明显作用。南瓜、菠菜中含量丰富。

DHA、EPA 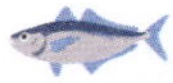
（二十二碳六烯酸、二十碳五烯酸）
均为不饱和脂肪酸，鱼类中含量丰富。对于三酰甘油和低胆固醇血症有明显疗效。鲹类、鲭类、秋刀鱼类、坚果中含量丰富。

番茄红素 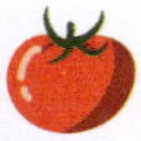
一种天然色素，具有较强的抗氧化作用，有预防癌症、美肌的效果。番茄、西瓜中含量丰富。

硫化烯丙基 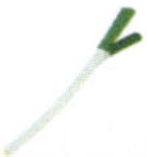
具有较强的抗氧化和杀菌作用，可预防癌症、动脉硬化等疾病。大葱、大蒜中含量丰富。

花色素苷 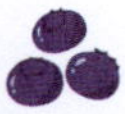
多酚类衍生物，对恢复视力，预防癌症、动脉硬化有明显效果。蓝莓、草莓中含量丰富。

芦丁 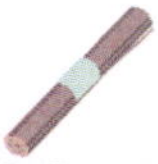
多酚类衍生物，有极强的抗氧化作用，对于低血压有明显效果。荞麦、番茄中含量丰富。

黏液素 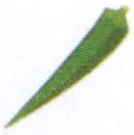
黏液胶质，保护消化系统黏膜，促进消化吸收。秋葵、地瓜中含量丰富。

牛磺酸 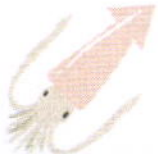
一种含硫的精氨酸，对低胆固醇血症和预防高血压有显著效果。乌贼、章鱼、贝类中含量丰富。

便秘 Constipation

含水分和膳食纤维较多的食物有通便作用

排便次数因人而异。粪便在大肠中瘀积，持续不能正常排泄的状态称为便秘。便秘的原因有很多，例如，运动不足、偏食、压力等，严重时可引起腹痛、恶心、呕吐等症状。

膳食纤维和水分的摄入很重要，尽量有意识地摄入根菜、海藻、蘑菇、糙米、水果等。

早晨起床时饮用果汁、凉牛奶对缓解便秘有明显效果。

木耳

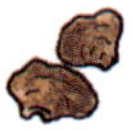

木耳含有丰富的膳食纤维，且其维生素和矿物质含量也很丰富，对贫血、眩晕有显著疗效。因此，对于女性头痛及各种身体不调有明显的改善效果。

花生

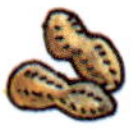

花生含有可以使肠道内有益菌群繁殖的低聚糖和膳食纤维。而且花生含有丰富的维生素E，可以促进血液循环，对消除疲劳也有显著效果。因此，对于疲劳及压力过大引起的便秘有显著效果。

相克：黑木耳中含有铁质，与含有单宁酸的茶同食，会降低人体对铁的正常吸收。

健康小贴士

大肠俞穴

穴位位置：在腰部，当第4腰椎棘突下，旁开1.5寸。

按摩方法：用两手拇指由脊背向臀部方向按压3~5分钟，刺激该穴位。每日2~3次即可。

功　效：对于便秘和腹泻均有疗效。

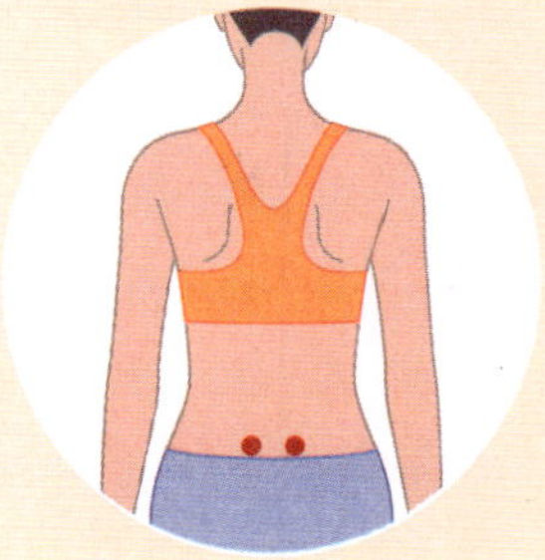

感觉到有便欲时，不要忍着
适当做些轻微运动

为了预防习惯性便秘，当有便欲时不要忍着,尽量立刻去厕所。即便没有便欲也要养成每天去厕所的习惯。为了消除运动不足导致便秘，每天尽量做一些轻微的运动，比如：慢跑等。

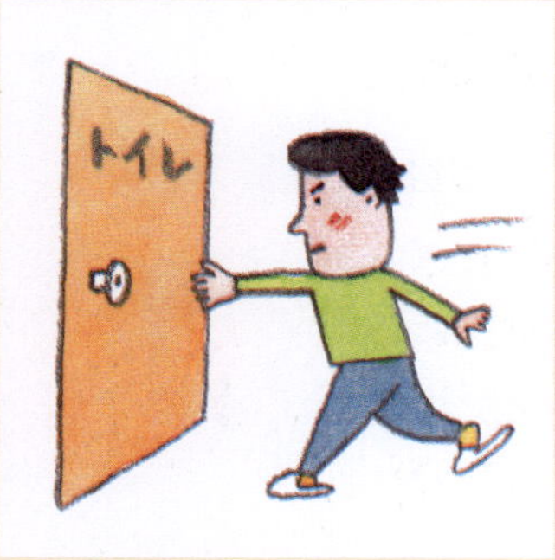

桃

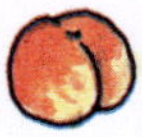

富含果胶，有促便、通便的效果，对便秘引起的皮肤粗糙有明显的效果。

桃中含有的酸甜味的苹果酸和柠檬酸对消除疲劳和增加食欲有效果。因此，因便秘导致食欲缺乏时可适当食用。

琼脂

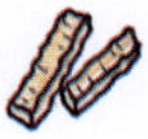

由石花菜等海藻提炼而成，大部分成分为膳食纤维。可以有效清理肠道内的废弃物，促进排便。作为餐后点心经常食用，琼脂本身没有味道，可以放入酱汤中一起食用。

相克：桃子味甘酸、性热，多食令人虚热；而苍术亦属苦温燥湿之品，故不宜同食。

牛蒡

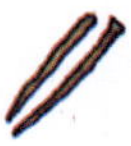

牛蒡的主要成分为碳水化合物，大部分为不溶性膳食纤维。特别是其中包含纤维素和木质素，除了有调整肠胃的作用，还可以抑制中性脂肪和低胆固醇血症，可用以预防动脉硬化。

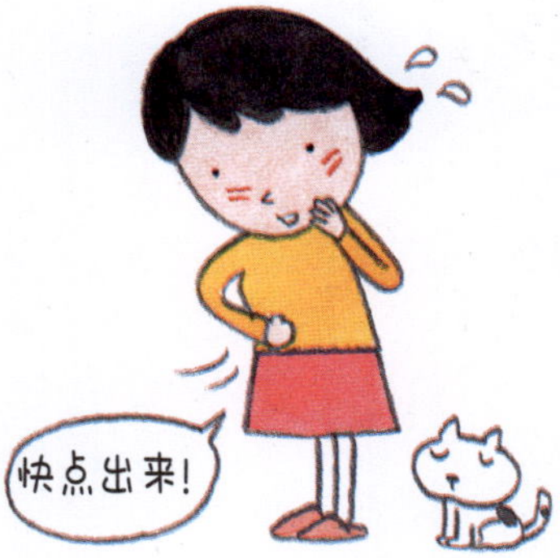

木耳香菇汤

富含膳食纤维，具有润肠作用

材料（2人份）

木耳 3片
干香菇 3片
干木耳泡发汁 300ml
日式调味汁 1/3小勺
Ⓐ（日本酒1小勺，盐、胡椒各少许）

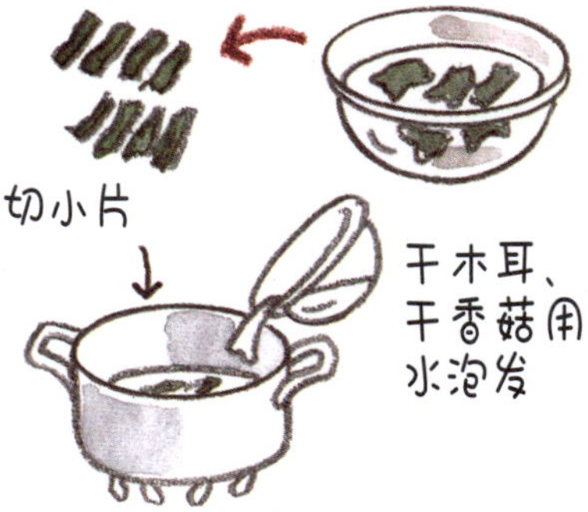

制作方法

❶ 干木耳、干香菇用水泡发，切成小片。

❷ 锅中放入干香菇的泡发水和日式调味汁一起煮。加入❶□继续煮至沸腾后调入Ⓐ，搅匀即可。

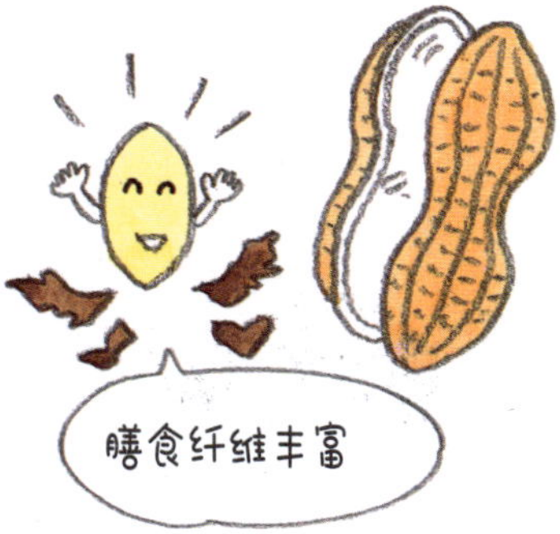

鸡肉花生小炒

花生可提升味道，鸡肉可选用健康的鸡胸肉

材料（2人份）

花生 50克
大葱 1根
姜、大蒜各1块
鸡肉 200克
香油 少许
Ⓐ（盐少许、酱油1大勺、白糖1/2大勺，醋、日本酒各少许、鸡汁1小勺）
水淀粉（根据个人口味酌情添加）

制作方法

❶ 去掉花生外壳，将花生放入平底锅中干炒。

❷ 斜切大葱，将生姜、大蒜切成碎末。鸡肉切成大小合适的鸡丁。

❸ 混合搅拌Ⓐ。

❹ 平底锅中加入香油预热，将❷倒入翻炒，鸡丁炒熟后加入Ⓐ，加水淀粉勾芡后加入花生翻炒即可。

白葡萄酒煮桃

趁热吃可以暖胃

材料（2人份）

桃 2个
白葡萄酒 200ml
水 200ml
白糖 50克
柠檬片 50片

制作方法

❶ 桃剥皮、去果核，切成四等份。
❷ 将所有的材料加入锅中，煮至沸腾，转至小火煮5~6分钟，捞出柠檬片即可。

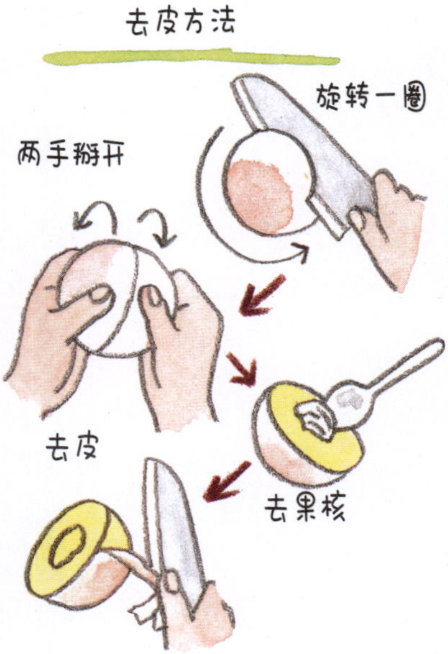

乳酪琼脂

酸乳酪和琼脂的双重效果可调节肠道内环境

材料（2人份）

琼脂 4克
无糖酸乳酪 250克
水 250ml
蜂蜜 3大勺

制作方法

❶ 将酸乳酪倒入碗中用打泡器混合搅拌，备用。
❷ 锅中放入水和琼脂煮1~2分钟至沸腾，加入蜂蜜使之溶解。
❸ 将❶加入❷中混合。倒入模具中，放入冰箱中冷却至凝固。

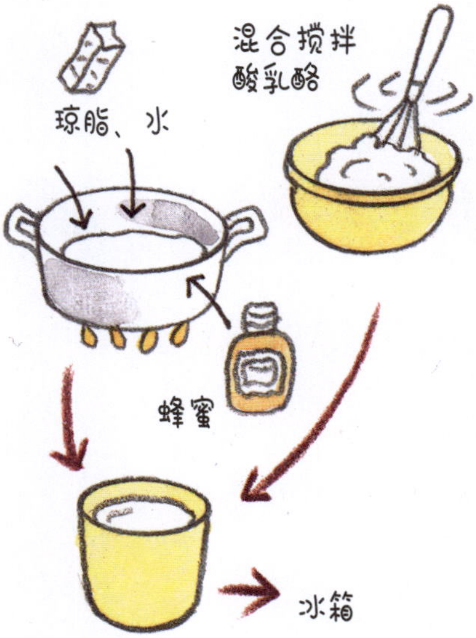

腹泻 Diarrhea

尽量避免食用不易消化的食物和脂肪含量较高的食物，以免加重肠胃负担

肠道感染细菌、病毒时引发急性腹泻，通常伴随呕吐、发热等症状。除此之外，暴饮暴食、寒症也会引发腹泻，压力过大或紧张时会引起心因性腹泻。

饮食以具有调理肠胃作用，不加重肠胃负担的柔软性食物为主。为了恢复因腹泻引起的体力透支，应根据身体状况均衡地补充蛋白质、维生素、矿物质等营养元素。

梅子

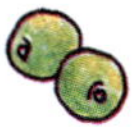

具有调理肠胃、抗菌的作用，对病毒、细菌引起的腹泻有明显效果。帮助胃肠道消化食物、吸收营养、消除疲劳。食用咸梅干尽量选择糖分较低的。

香蕉

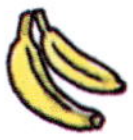

香蕉含有丰富的果胶和低聚糖，具有调理肠胃的作用。易消化，可快速转化为能量，因此，可有效地恢复体力。

鳕鱼

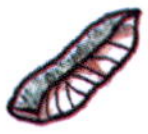

可恢复因腹泻而消耗的体力。富含优质蛋白质，还富含具有保护胃黏膜作用的维生素B_2，具有很好的调理肠胃的作用。为了不加重肠道负担，应蒸煮后食用。

消除压力

压力过高可引起过敏性肠炎。因此，有规律的生活和良好的排便习惯很重要。

儿童腹泻见P171

梅干蜂蜜汤

此汤可温暖身体、改善腹泻。蜂蜜、萝卜还具有调节肠胃的作用

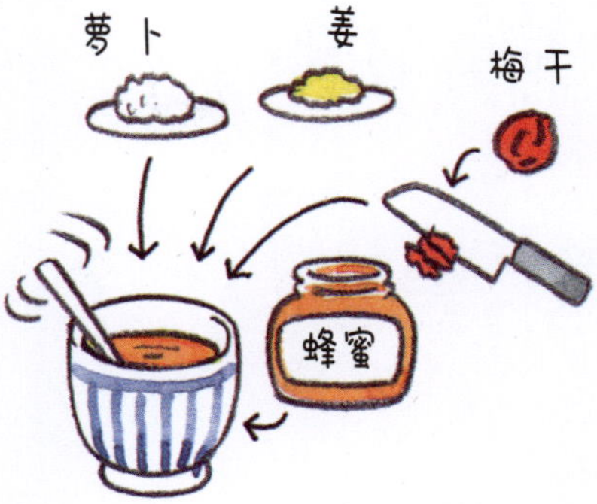

材料（1人份）

咸梅干 1个
萝卜 5cm
姜 1块
蜂蜜 适量
热水 200ml
柠檬或香橙汁 少许

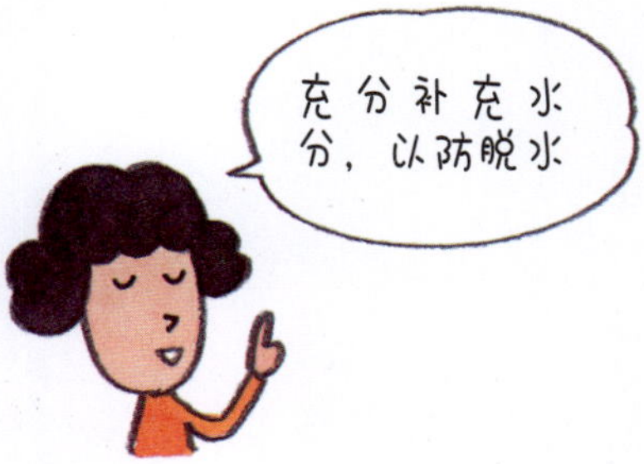

制作方法

❶ 咸梅干去籽、切碎。将萝卜、生姜碾碎。
❷ 混合所有材料，加入蜂蜜，拌匀。

焖鳕鱼白菜

因腹泻而体力下降时补充蛋白质

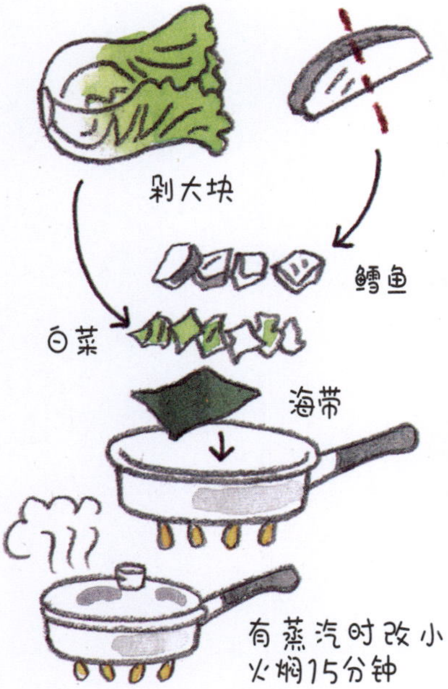

材料（2人份）

生鳕鱼或腌鳕鱼 2块
白菜 350克
煮汤用的海带10cm见方 1片
Ⓐ（芝麻碎3大勺，日本酒、甜料酒各2大勺，日式调味汁1小勺）

制作方法

❶ 将鳕鱼切成两段。白菜剁成大块。
❷ 往锅中依次加入海带、白菜、鳕鱼、Ⓐ。盖上锅盖，大火加热。有蒸汽冒出时改为小火。因为白菜会出水，因此，需焖15分钟。

腹痛 *Stomachache*

疼痛稍微缓解后，食用有助于肠道消化的食物

各种各样的原因都会导致肠道黏膜炎症，导致腹痛。多数情况下伴随腹泻、恶心、呕吐等症状。此时需静卧并保持腹部温暖。

疼痛严重时不要勉强进食，只需补充水分。疼痛得以缓解后，适当进食具有调理肠胃作用的食物，帮助胃肠蠕动，摄取易消化的糖、蛋白质以恢复体力。脂肪和纤维含量较多的食物会加重胃肠负担，应避免食用。

胡萝卜

胡萝卜富含膳食纤维，其中的木质素和果胶有调整肠道的作用，而且其丰富的β-胡萝卜素具有保护肠黏膜的作用。

胡萝卜炖汤或煮菜更易消化，还可以温暖身体。

豆腐

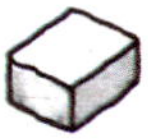

豆腐可以恢复体力，富含易吸收的优质蛋白质。此外，还含有丰富的矿物质和大豆低聚糖，可调整胃肠功能，增强食欲。

酸奶

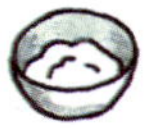

可以抑制肠道内存在的对人体有害的菌群的活动，充分发挥有益菌群的作用，调节胃肠功能。可以补充人体所需的钙和蛋白质。

在外用餐应避免饮用生水和食用生鲜食品

为了预防人体因感染细菌、病毒引起肠炎。饭前应该洗手，尽量食用新鲜的食物。在外用餐时应避免饮用生水和食用生鲜食品。

儿童腹痛见P170

胡萝卜洋葱西式煮

不给脆弱的肠道加重负担

材料（2人份）

胡萝卜 1根
洋葱 1个
盐、白糖各少许
块状清汤料 1块

制作方法

❶ 把胡萝卜切大块，洋葱切块。
❷ 将所有的材料放入锅中，把水添到刚没过材料的程度，将胡萝卜煮至发软即可。

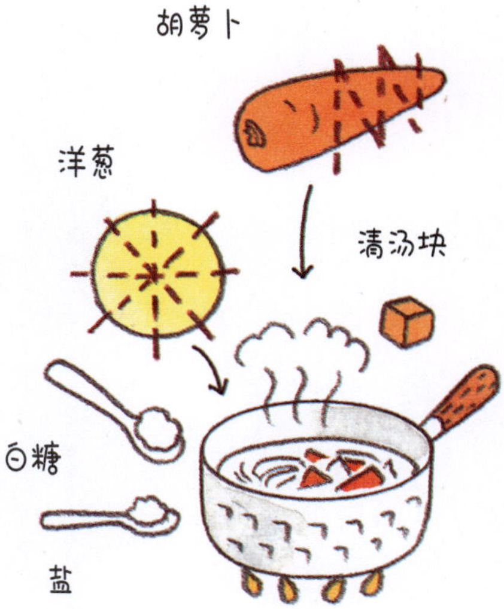

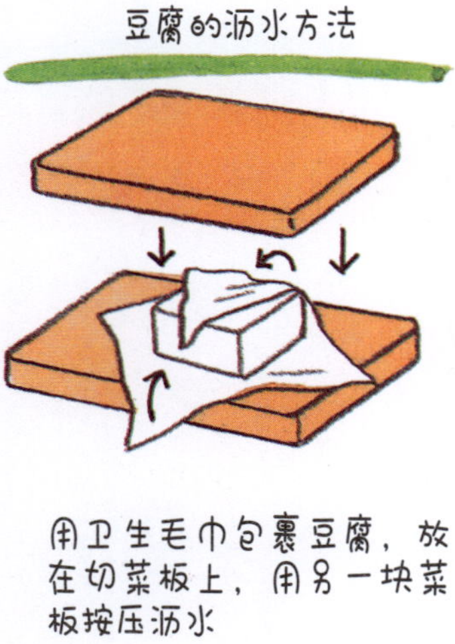

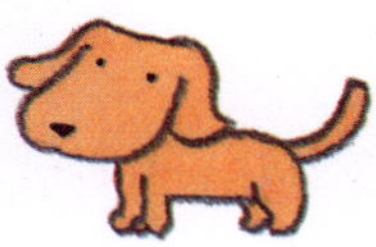

菠菜拌豆腐

将豆腐弄碎，更易消化吸收

材料（2人份）

豆腐 1/2块
菠菜 1/2捆
Ⓐ（白糖、酱油各1大勺，白芝麻碎2大勺）

制作方法

❶ 豆腐沥水。菠菜放在热水中焯一下，切成易食用的大小。
❷ 把豆腐捣碎，加入Ⓐ，再加入菠菜，一起凉拌。

胃痛 Stomachache

食用可以保护胃黏膜的食材

覆盖胃内壁的黏膜发生炎症时产生胃痛，暴饮暴食或压力过大时可能引发急性胃炎，不规则的饮食生活和幽门螺旋杆菌有时会引发慢性胃炎。

维生素A可促进胃黏膜再生，还可以和维生素C一起保护胃黏膜。卷心菜中含有的维生素U可以强化胃黏膜。芋头中含有的胶原蛋白也可保护胃黏膜。

马铃薯

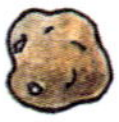

马铃薯富含保护胃黏膜的维生素C。马铃薯中含有的维生素C被淀粉包裹，即便加热也不会被破坏，可以高效率地摄入。此外，马铃薯还具有消炎、解毒功效。除了对胃痛有缓解效果外，对胃溃疡、十二指肠溃疡的改善也有显著疗效。

橘子

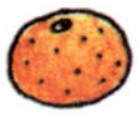

橘子可以激活胃部功能、消食积。将熟透的橘子皮干燥后制成陈皮作为中药使用，可用于调理胃肠功能。

相克：橘子可聚湿生痰，对气管炎病人十分不利，故不宜多食。

健康小贴士

不容穴

穴位位置：在上腹部，当脐中上6寸，距前正中线2寸。

按摩方法：将两手示指指腹置于此穴位，向身体内侧垂直按压。每按5秒钟松开，重复10次。

功　效：可缓解胃部疼痛。

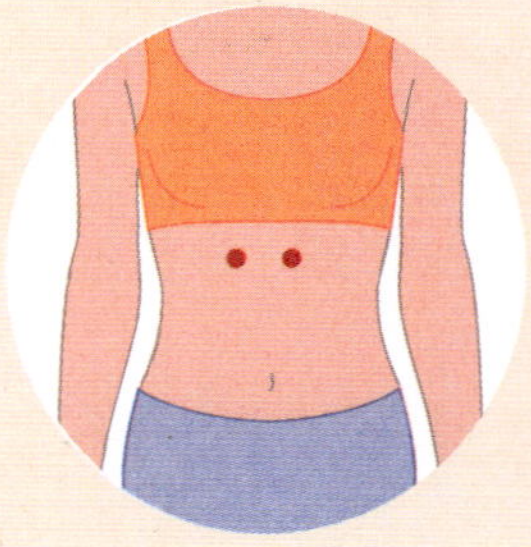

马铃薯梅干拌凉菜

马铃薯可抑制恶心，咸梅干可调整胃肠功能

材料（2人份）

马铃薯 3个
咸梅干 2个
橄榄油 1大勺
小葱 根据个人喜好酌量添加

制作方法

❶ 咸梅干去籽，用菜刀切细，加入橄榄油，备用。
❷ 马铃薯去皮，切成易食用的大小，焯水；小葱切成葱花。
❸ 趁热将马铃薯拌入❶中，盛盘后撒入小葱。

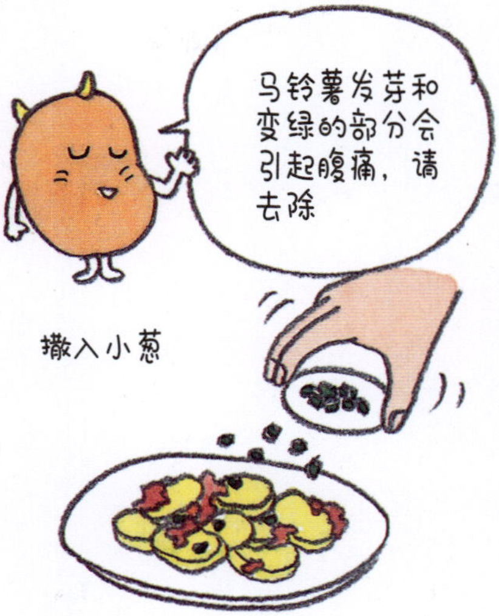
马铃薯发芽和变绿的部分会引起腹痛，请去除
撒入小葱

橘子皮红茶

晾干的橘子皮比鲜橘皮功效高

材料（2人份）

橘子皮 2个
水 400ml
红茶包 1个

制作方法

❶ 用热水烫橘子皮，用盐搓，流水冲净。放在太阳底下晒1周左右（也可以直接使用陈皮）。
❷ 把晒干的橘皮或陈皮放入锅中，加入红茶包，煮15～20分钟，滤渣后饮用。

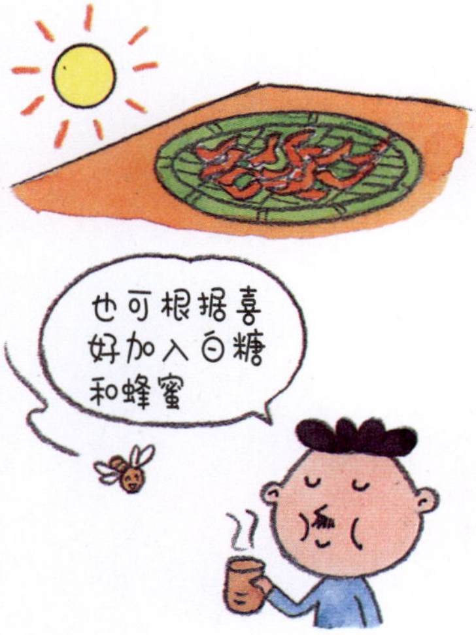
也可根据喜好加入白糖和蜂蜜

胃胀·胃灼热 ……Indigestion/Heartburn

禁止暴饮暴食，适量食用有助于提高胃部功能的食物

感觉胃部负担加重即为胃胀。胃酸分泌过少引起消化不良时，会发生胃胀。胃灼热指胸口有烧灼感，通常情况下胃酸过多会引起胃灼热。

控制暴饮暴食，摄取一些调理胃肠，使胃液恢复正常分泌，有助于消化的食物。尽量避免食用生、冷、硬、辣、含咖啡因等对胃部有刺激作用的食物。

萝卜

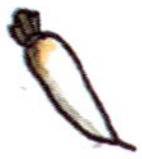

萝卜中含有的消化酶（淀粉酶）具有调节胃肠功能的作用。此外，萝卜的辛辣成分——丙烯基化合物，可以促进胃酸分泌。叶子中含有丰富的β-胡萝卜素、钙、维生素C。

卷心菜

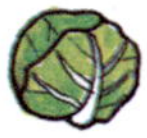

卷心菜所含的营养物质可以坚固胃黏膜，修复受损的胃壁。从卷心菜中发现的维生素U（氯化钾硫氨基酸），对于合成修复胃黏膜所需的蛋白质，有着重要作用。

相克：橘皮与白萝卜同食，会导致甲状腺肿大，不利于身体健康，甚至会产生危害，应慎食。

健康小贴士

中脘穴

穴位位置：位于上腹部，前正中线上，当脐中上4寸。

按摩方法：将两手示指重叠置于此穴位，向中心方向按压半分钟，然后顺时针方向按揉约2分钟。

功　效：调整胃肠功能。

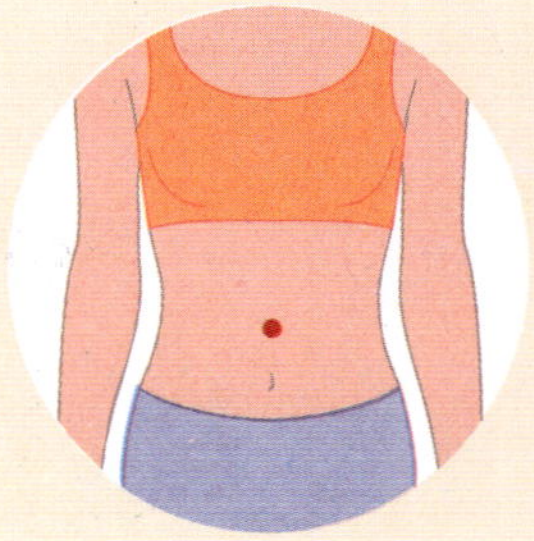

酱拌萝卜

保护胃肠，若做给儿童食用，不要放芥末

材料（2人份）

萝卜 1/4根
煮汤用的海带10cm见方 2片
Ⓐ（味增、白糖各4大勺，日本酒1大勺，蛋黄1个，芥末适量）

制作方法

❶ 将萝卜去皮，切成3cm宽的圆片，放入锅中。放入能够没过萝卜片的淘米水（没有的话可用清水代替），煮15分钟，用水洗净。

❷ 将海带平铺锅底，放入萝卜，多放些水，将萝卜煮至皮软。

❸ 将Ⓐ放入小锅，充分搅拌，小火烧至适宜的黏稠度，用❷中的汤汁调节水分。

❹ 将萝卜盛入器皿中，淋上❸。

萝卜中间插入竹扦

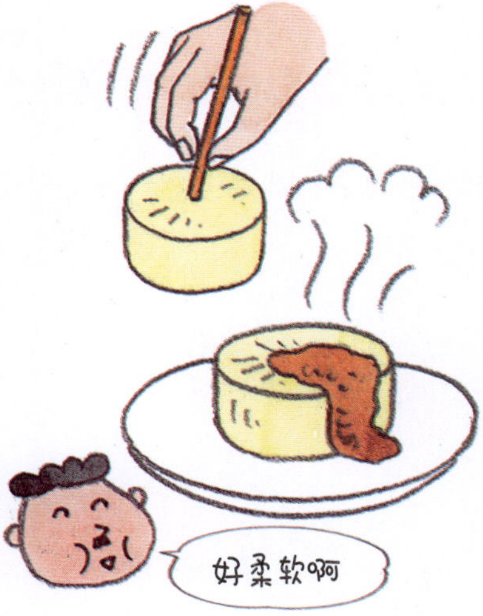

卷心菜汤

对于脆弱的胃肠有养护作用，味道清淡，不油腻

材料（2人份）

卷心菜 100g
洋葱 1/2个
水 400ml
块状清汤料1块
盐、胡椒各适量

制作方法

❶ 将卷心菜切碎，洋葱切薄块。

❷ 锅中放水烧至沸腾，加入卷心菜和洋葱、清汤料。卷心菜变软后用盐、胡椒调味。

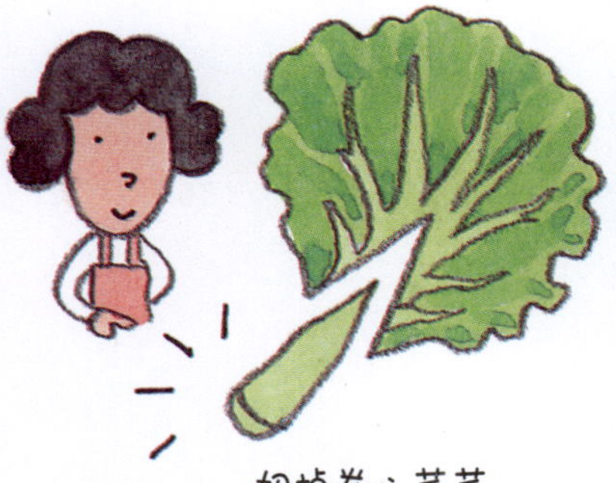

切掉卷心菜菜心，切成小片

食欲缺乏 Suffering lack of appetite

食用口感清淡的食物可增强食欲

虽然觉得饿，但是却不想吃东西。食欲缺乏常于持续紧张、压力过大或过于疲劳时出现，也会发生在患消化系统及中枢神经系统疾病时。

适合食用爽口的食物，也可适当添加刺激味觉的辛辣食材。不要进食太油腻的食物，需要控制油脂的摄入量。

生姜

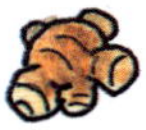

生姜中含有的辛辣成分姜油酮和姜油，可促进胃液分泌，增强食欲。生姜的辛辣味多存在于姜皮和果肉之间，因此，食用时不要去皮。

西芹

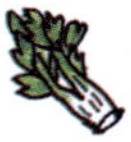

西芹的芳香成分芹菜苷和佛手苷内酯具有增强食欲和安神的作用。不喜欢食用芹菜的人可以把芹菜和苹果、胡萝卜一起做成果汁饮用。

西红柿

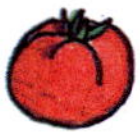

西红柿的酸味可以止辣、改善食欲缺乏，是很好的营养食材。特别是西红柿的红色部分，含有的番茄红素具有强抗氧化作用，对预防癌症和动脉硬化有显著效果。

香薰浴

温水洗浴可以有效缓解疲劳和紧张情绪，增强食欲。沐浴时滴入几滴自己喜欢的精油，效果更佳。

儿童食欲缺乏见P172

生煎茄子

姜味可刺激食欲，若不喜食辛辣者可少放

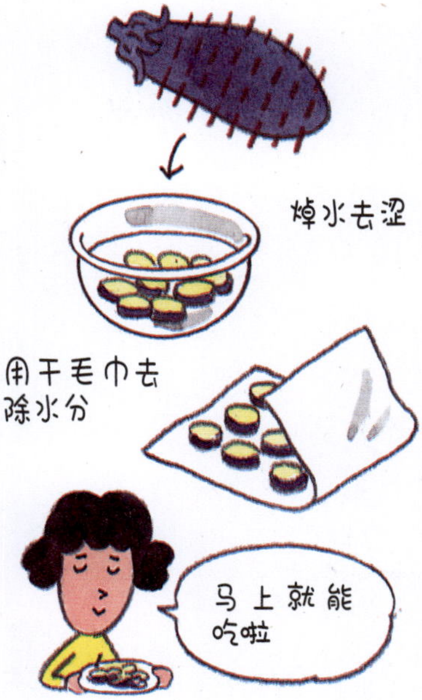
焯水去涩
用干毛巾去除水分
马上就能吃啦

材料（2人份）

茄子 2根

Ⓐ（姜泥2勺，乌冬面露、日本酒各2大勺）

芝麻油 适量

制作方法

❶ 将茄子切成2cm宽的圆片，焯水。将Ⓐ中的材料混合。

❷ 平底锅中放入芝麻油，加热，煎至茄子两面金黄色。

❸ 加入Ⓐ，盖上锅盖，煎至没有水分即可。

西红柿汁

新鲜的无添加西红柿饮品
胡椒有助于增加食欲

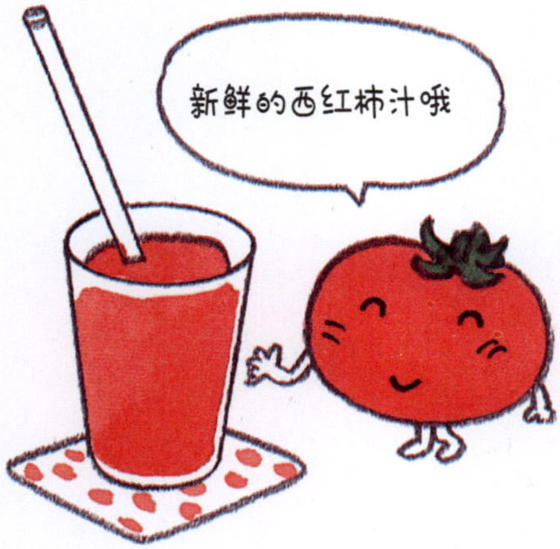
新鲜的西红柿汁哦

材料（2人份）

西红柿 2～3个

盐、柠檬汁、胡椒各少许

制作方法

把西红柿块放入沸腾的热水中过水，放入冰水中去皮。切成大小适中的块，放入搅拌机中。加入胡椒、盐和柠檬汁，搅成汁即可饮用。

尿频 Frequent urination

提高肾脏功能，改善膀胱肌力

成年人的日均排尿次数为5~7次，如果超过10次即为尿频。随着年龄的增长，膀胱周围的括约肌约束能力减弱，继而引起尿频。特别是女性尿道到膀胱的距离较短，更容易引发各种问题。

此时应尽量摄入能够提高肾脏功能，强化膀胱肌力的食物。而且，避免穿着压迫下半身的衣物。切记，要保持身体温暖。控制水分的摄入会引起脱水症状，因此，此法不可取。

芋头

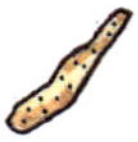

芋头中含有的氨基酸，尤其是精氨酸，有强身健体的功效，可预防衰老，对因年龄的增长引发的尿频有显著改善作用。此外，还有提高肾脏功能的功效，对于因尿频而引起的糖尿病有预防作用。

金橘

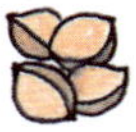

中药认为，金橘可改善肾脏功能，强化膀胱肌力，对于尿频有明显疗效。金橘富含糖、钾、维生素C、维生素E。此外，还富含具有促进代谢、增强免疫力功效的维生素B_1。

健康小贴士

阴陵泉

穴位位置：位于小腿内侧，胫骨后缘和腓肠肌之间（膝下胫骨内侧凹陷中）。

按摩方法：立拇指于此穴，向骨内侧按压，每次3～5分钟，每日2次。

功　效：此穴位对排尿问题有改善作用。

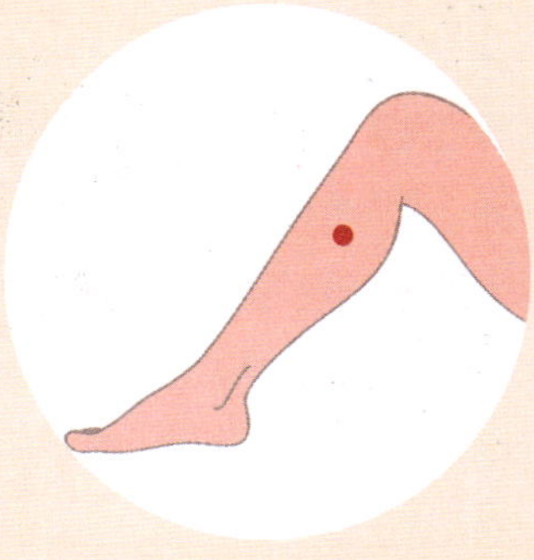

山芋泥

生食山芋可有效预防器官老化

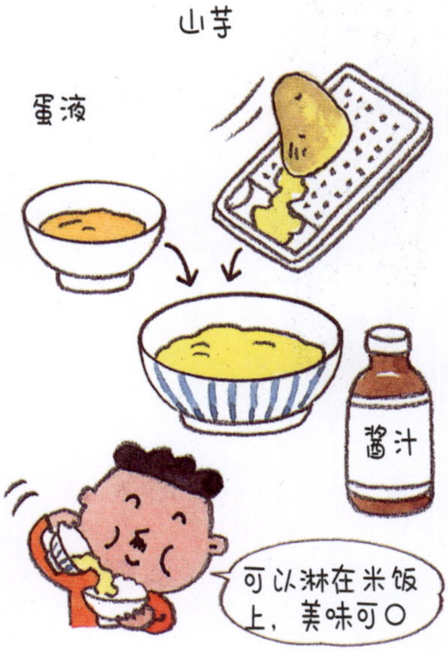
山芋
蛋液
酱汁
可以淋在米饭上，美味可口

材料（2人份）

山芋 150g
鸡蛋 1个
乌冬面露 1大勺
芥末 适量（依喜好酌情添加）

制作方法

❶ 将芥末放入乌冬面露中，调匀成酱汁。
❷ 将山芋搓成泥状，加入鸡蛋液和❶，充分搅拌。

金橘粥

过量食用金橘会引起食物中毒，每日5~6个为宜

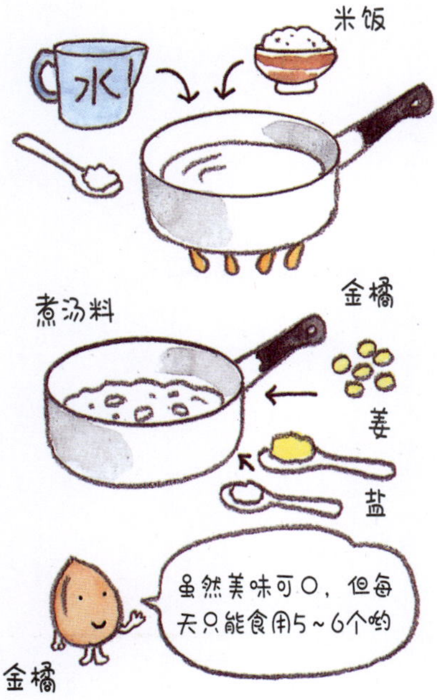
米饭
水
煮汤料
金橘
姜
盐
虽然美味可口，但每天只能食用5~6个哟
金橘

材料（2人份）

金橘（去皮）10个
姜 1块
小葱 适量
米饭 1碗
水 500ml（酌量增减）
煮汤料 1小勺
盐 少许

制作方法

❶ 姜切碎，小葱切小段。
❷ 锅中放入米饭、水、汤料熬制，至米饭软硬适中，加入姜、盐和金橘，混合搅拌，盛出撒入小葱即可。

消化系统

“食物消化”的过程

唾液中含有将淀粉分解为麦芽糖的酶（唾液淀粉酶）。口腔中的食物与唾液混合在一起进行初步分解，使其软化。被软化的食物经由食管输送到胃，通过胃壁的蠕动和胃液混合变为粥状后，送往十二指肠，以进行进一步消化。

在十二指肠内利用胆汁溶解吸收脂肪，此外十二指肠内还有各种胰液用以消化蛋白质、脂肪和各类营养物质。小肠吸收营养元素送至肝脏。大肠吸收矿物质和水分，将无用的残渣变成粪便，排出体外。

从小肠经由门静脉运送至肝脏的营养元素，流经肝脏内的毛细血管时，在体内转化为易被利用的形态。

消化系统是食物的通道

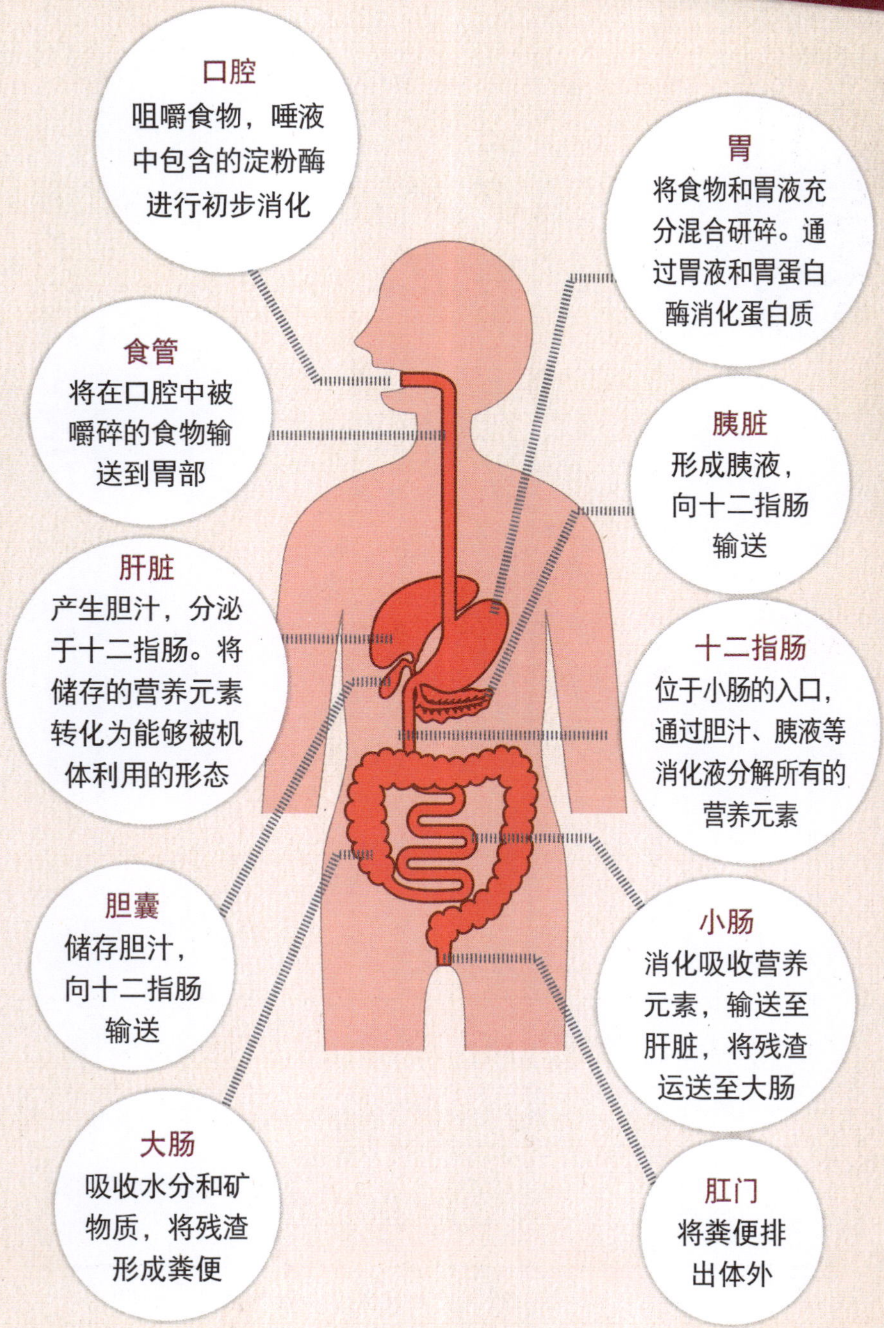
口腔
咀嚼食物，唾液中包含的淀粉酶进行初步消化
胃
将食物和胃液充分混合研碎。通过胃液和胃蛋白酶消化蛋白质
食管
将在口腔中被嚼碎的食物输送到胃部
胰脏
形成胰液，向十二指肠输送
肝脏
产生胆汁，分泌于十二指肠。将储存的营养元素转化为能够被机体利用的形态
十二指肠
位于小肠的入口，通过胆汁、胰液等消化液分解所有的营养元素
胆囊
储存胆汁，向十二指肠输送
小肠
消化吸收营养元素，输送至肝脏，将残渣运送至大肠
大肠
吸收水分和矿物质，将残渣形成粪便
肛门
将粪便排出体外

能量与健康的关系

人们为了生存必须从食物中摄取足够的能量

蛋白质、脂肪、糖在体内转化形成能量。所谓的能量是指维持各种生理和体力活动时必需的力量。大小用焦耳来衡量。

能量又称为热量、热能、热卡。成年人能量消耗包括基础代谢、体力活动和食物热效应。只有保持这些能量收支平衡，才能确保人体的正常体重，使机体保持健康。能量消耗因为性别和运动量的变化，因此所需的摄入量也因人而异。如果摄入量超过消耗量，会导致身体肥胖；如果摄入量过少，会导致身体过于瘦弱、抗病能力下降等健康问题。

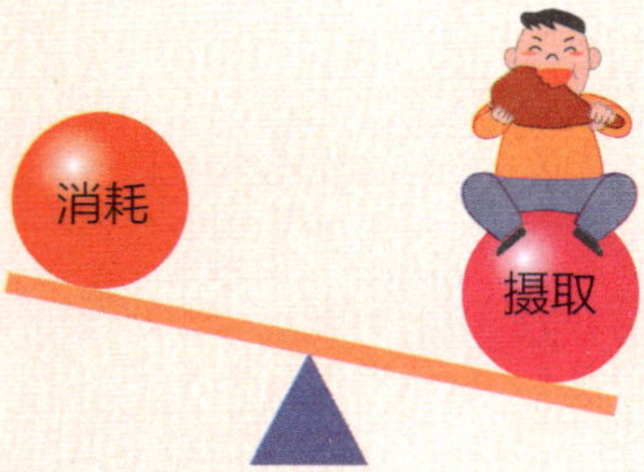

人们不单单需要在意热量的摄入，更应该注意食物本身的营养成分

控制热量的摄入很重要，但是仅仅如此并不能维持健康的身体。食物本身所含物质即营养元素的均衡更为重要。

参考178页“对身体有益的饮食方法”，保证营养均衡的健康饮食生活。

了解适合自己的每日必需的能量

❶了解基础代谢率

所谓的基础代谢，是指维持体温、呼吸、血液循环及其他器官生理需要，维持生命最低限度的能量。一般而言，女性比男性的基础代谢量小，而且随着年龄的增长也会逐步减少。

人体基础代谢率

年龄（岁）		1	3	5	7	9	11	13	15	17	19	20
男	KJ/m^2	221.8	214.6	206.3	197.7	189.9	179.9	177.0	174.9	170.7	164.0	161.5
	$Kcal/m^2$	53.0	51.3	49.3	47.3	45.2	43.0	42.3	41.8	40.8	39.2	38.6
女	KLJ/m^2	221.8	214.2	202.5	200.0	197.1	175.7	168.6	158.8	151.9	148.5	147.7
	$Kcal/m^2$	53.0	51.2	48.4	54.4	42.8	42.0	40.3	37.9	36.3	35.5	35.3
年龄（岁）		25	30	35	40	45	50	55	60	65	70	75
男	KJ/m^2	156.9	154.0	152.7	151.9	151.5	149.8	148.1	146.0	143.9	141.4	138.9
	$Kcal/m^2$	37.5	36.5	36.5	36.3	36.2	35.8	35.4	34.9	34.4	33.8	33.2
女	KJ/m^2	147.3	146.9	146.4	146.0	144.3	139.7	139.3	136.8	134.7	132.6	131.0
	$Kcal/m^2$	35.2	35.1	35.0	34.9	34.4	33.0	33.3	32.7	32.2	31.7	31.3

❷了解每日所需能量

每日所需能量 ＝ 基础代谢率 × 体力活动系数

中国营养学会建议的我国成人活动水平分级（2001年）

活动水平	工作内容举例	PAL系数 男	PAL系数 女
轻	办公室工作、修理电器及钟表、售货员、酒店服务员、化学实验操作、讲课等	1.55	1.56
中	学生日常活动、机动车驾驶、电工安装、车床操作、金工切割等	1.78	1.64
重	非机械化农业劳动、炼钢、舞蹈、体育运动、装卸、采矿等	2.10	1.82

❸体重指数

体重指数（BMI）是世界公认的一种评定肥胖程度的分级方法。BMI值在25以上的人群为肥胖，18.5以下的人群为瘦弱。所以可以根据自身体重状态来调整每日能量的摄入量。

BMI ＝ 体重（kg） ÷ 身高^2（m^2）

肩膀酸痛 Stiff neck

肌肉紧张，长期疲劳容易引发肩膀酸痛

肩膀酸痛是由肌肉紧张，血液运行不畅，导致乳酸堆积而引起的。与男性相比，女性由于肌肉组织较少、体寒等因素，更容易引起血液运行不畅，被肩膀酸痛困扰。此外，运动不足、坐姿不正确的人及长时间同一姿势的工作状态，更容易产生肩酸。

平常饮食中可尽量多食用一些柠檬酸（可以促进乳酸分解）、蛋白质等含量丰富的食物。

大蒜

大蒜含有能够促进肌肉中乳酸分解的维生素B_1，促进血液运行的硫化丙烯。硫化丙烯与维生素B_1结合形成蒜硫胺素，可以提高维生素B_1的吸收率。

柠檬

柠檬含有丰富的柠檬酸，可促进乳酸分解，缓解肩膀酸痛。而且，柠檬是维生素C含量最为丰富的水果，但柠檬中维生素C极易被破坏，因此，切开后应即刻食用。

相克：大蒜与山楂同食，容易导致失眠，从而影响睡眠质量。

健康小贴士

肩井

穴位位置：头前倾时颈部后边突出的肩骨和肩峰端连线的中点。

按摩方法：中指按压肩井穴1分钟，力度以自身能承受为度。若肩部仍然酸痛，可继续按压，直至酸痛缓解，甚至消失。

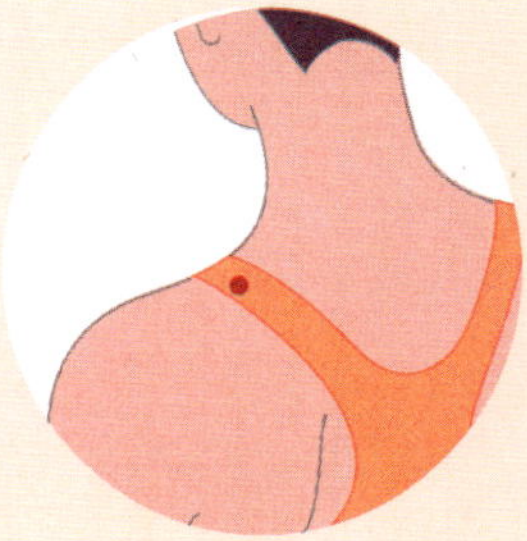

步行时挺直脊背，缓解僵硬的肌肉

步行时有意识地挺直脊背，不要使用不舒服的枕头和桌子，减轻肌肉负担。此外，久坐族要尽可能每2小时起身活动1次，可以有效预防并缓解肌肉僵硬。

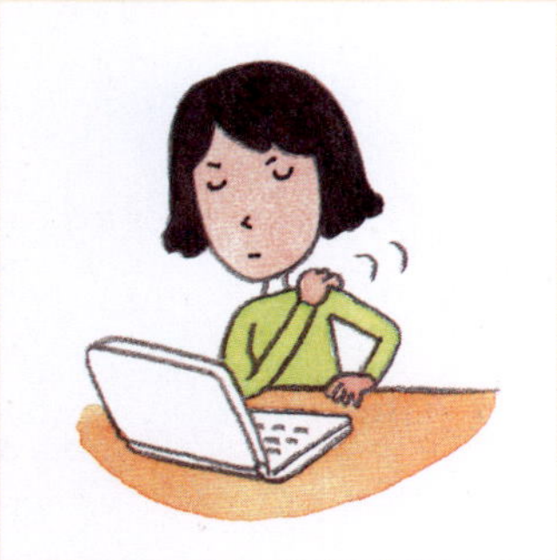

星鳗

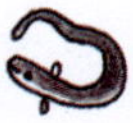

星鳗具有温暖身体的作用，可温和肠胃，改善血液循环，缓解肩部酸痛。对于眼部疲劳也有显著效果，长时间使用电脑的人可以有意识地摄入。

大豆

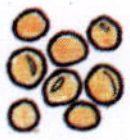

大豆也被称为田地里的肉，优质蛋白质含量丰富，还含有丰富的氨基酸，其氨基酸组成比较接近人体需要，更容易被消化吸收。此外，大豆中还含有较丰富的磷脂，磷脂是构成细胞的基本成分，因此大豆可强化肌肉，有效缓解肩部疼痛。

相克：菠菜中的维生素C对大豆中所含的铜有抑制作用，不利于大豆营养功效的发挥。

鸭儿芹

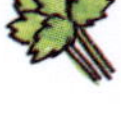

鸭儿芹的叶子与茎具有独特香气，可以活血化瘀、消肿止痛，有助于缓解肩部酸胀感。

鸭儿芹对缓解压力过大、情绪焦虑导致的肩膀酸痛有显著作用。

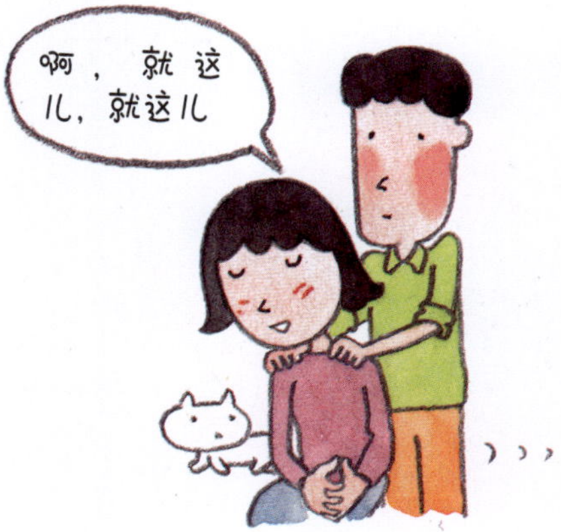

凉拌胡萝卜

大蒜有助于排出肌肉内堆积的疲劳物质——乳酸

材料（2人份）

蒜片 根据喜好酌情添加
胡萝卜、小葱各1根
芝麻油 2小勺
醋 2小勺
盐 1/2小勺
白芝麻 适量

制作方法

❶ 将胡萝卜切细条，小葱切碎。
❷ 将胡萝卜和芝麻油放入塑料袋中揉搓后，加入醋和盐，进一步揉搓。待胡萝卜变软后加入小葱，再揉搓几下。
❸ 将塑料袋中的食材全部放入盘中，撒入白芝麻和蒜片即可。

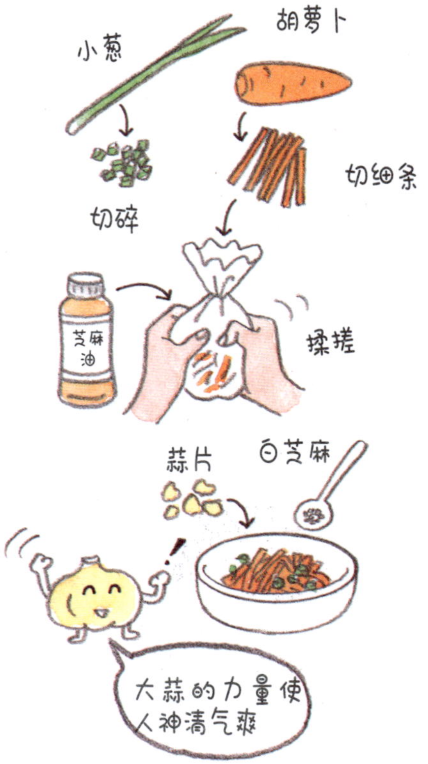

蜂蜜柠檬

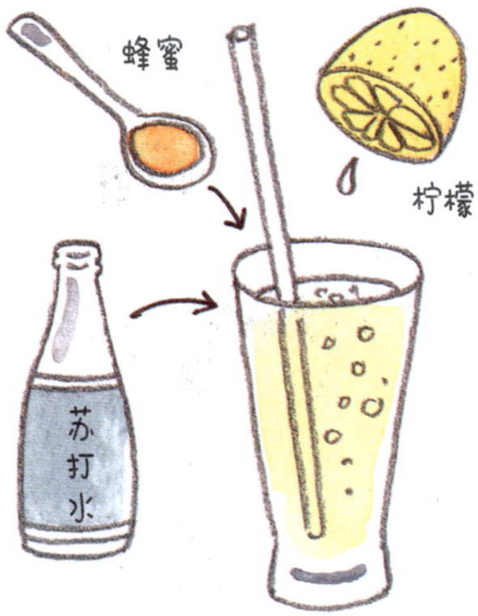

可用柠檬酸代替柠檬，橙子也可以哦

材料（1人份）

柠檬 1/2个
蜂蜜 适量
苏打水 200ml

制作方法

将柠檬的果汁挤出，放到玻璃杯中。加入蜂蜜，放入少量热水，使蜂蜜溶解。然后兑入苏打水。

金枪鱼沙拉

鸭儿芹可促进血液循环，过水后涩味消失，更加美味

材料（2人份）

金枪鱼罐头 1瓶
橙醋 2大勺
蛋黄酱 3大勺

制作方法

将鸭儿芹焯水后切成易食用大小；金枪鱼罐头去油。将所有食材倒入碗中，混合搅拌即可。

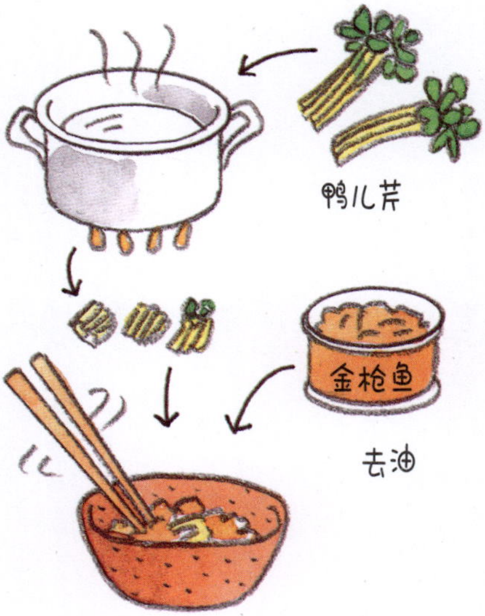

凉拌星鳗

星鳗可促进血液循环，消除眼部及肩部肌肉疲劳

材料（2人份）

干星鳗 100克
黄瓜 2根
萝卜苗 1/2捆
Ⓐ（醋、乌冬面露各1大勺）

制作方法

❶ 将干星鳗切成1cm宽的段；黄瓜切丝；萝卜苗去根。
❷ 将❶中的材料混合，加入Ⓐ凉拌。

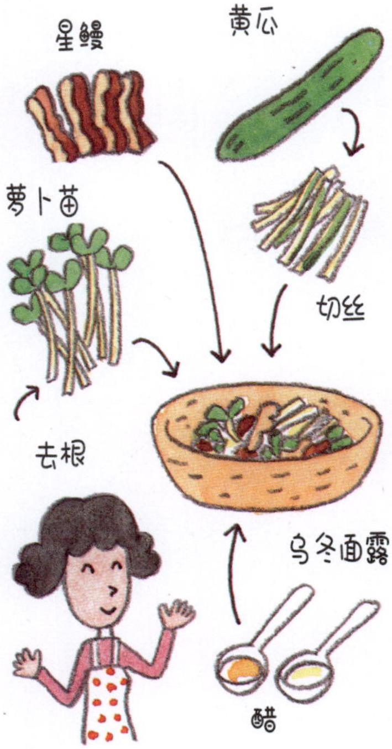

眼疲劳 Eyestrain

食用有明目功能的食物并适当地休息，可以有效改善眼疲劳的症状

长时间使用电脑或玩游戏机导致用眼过度，眼部周围肌肉持续紧张，影响血液循环，引起眼部疲劳。眼疲劳时还会伴随出现颈部酸痛、肩部酸痛、头痛等症状。平时应适当休息，保证充足睡眠。

维生素A可滋养眼部黏膜，保持视网膜健康；花青素可维持视网膜正常功能；牛磺酸可有效缓解眼疲劳。含有以上物质的食物应当多食

鳗鱼

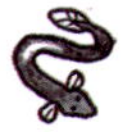

鳗鱼中富含维生素A，有益于视网膜健康，特别是鳗鱼肝中维生素A的含量是鱼肉的2倍。因此，要尽量多食用其肝脏部分，可充分发挥其明目功效。此外，鳗鱼还含有丰富的营养成分，可以有效消除疲劳、增强体力。

蓝莓

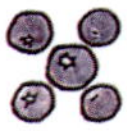

蓝莓中含有花青素，可以辅助合成视紫红质，视紫红质关系到人的视觉。蓝莓除了可缓解眼疲劳外，还可保护视力，预防视力下降。

健康小贴士

睛明穴

穴位位置：位于面部鼻梁两侧，眼角内斜上方凹陷处。

按摩方法：用双手示指向中心挤压至穴位处有酸胀、发热感即可。

功　效：可促进眼部血液循环，改善眼疲劳。

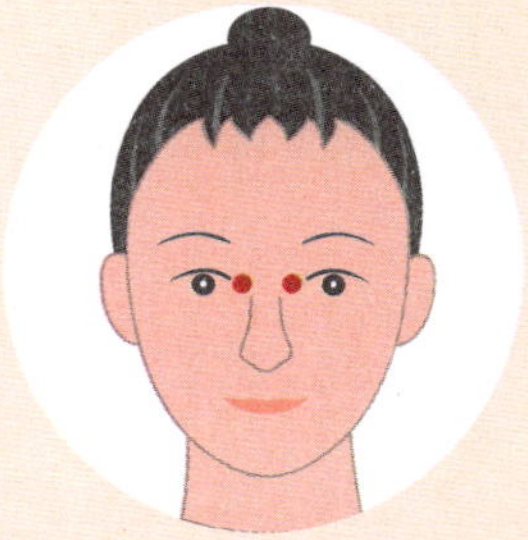

鳗鱼鸡蛋卷

鳗鱼是改善眼疲劳的最佳食物，鸡蛋摊成薄饼状味道更加美味

材料（2人份）

烤鳗鱼 适量
鸡蛋 2个
Ⓐ（酱油1/2勺，日式调味料、淀粉各少许）
色拉油 少许

制作方法

❶ 将鳗鱼切成细丝；将Ⓐ加入蛋液中，混合搅拌。
❷ 煎锅放少许色拉油，中火预热，倒入部分蛋液摊成薄饼。
❸ 蛋液凝固后撒上鳗鱼丝，卷起即可。

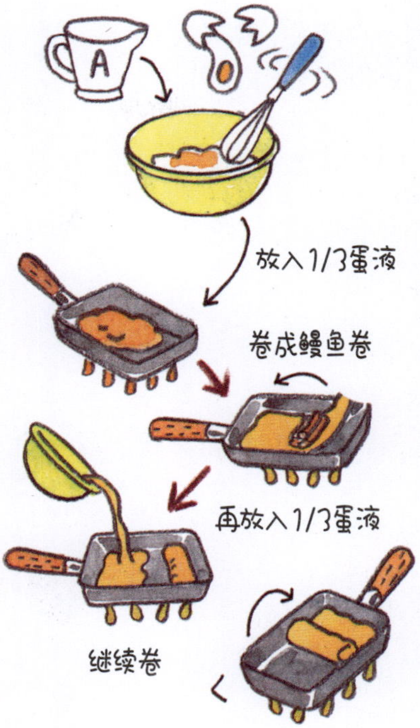
A
放入1/3蛋液
卷成鳗鱼卷
再放入1/3蛋液
继续卷

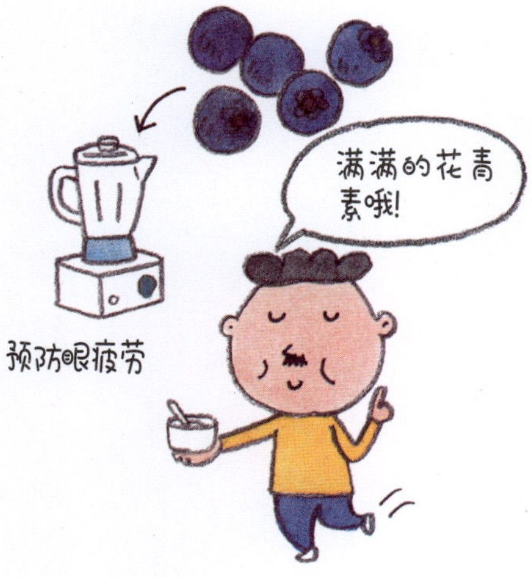
满满的花青素哦!
预防眼疲劳

蓝莓奶昔

蓝莓可有效缓解眼疲劳。冷藏后食用，风味更佳

材料（2人份）

蓝莓100克
无糖酸奶300克
蜂蜜3大勺（酌情加减）

制作方法

将所有材料放入搅拌机中，搅匀后，放入器皿中冷藏，凝固至喜欢的程度即可。

眩晕 Dizziness, Giddiness

食用具有消除疲劳、排水利尿作用的食物，可缓解眩晕症状

导致眩晕的原因很多，如过于疲劳、压力过大、高血压、心脑血管疾病等。头晕目眩的症状不严重时，可通过适当休息来缓解；当伴随呕吐等症状严重时，需要去医院就诊。

因疲劳、压力等导致肝功能减退，体内堆积多余水分引起眩晕时，可适当食用一些能够消除疲劳、排出体内多余水分的食物。

扇贝

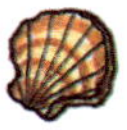

扇贝含有丰富的氨基酸，具有改善肝功能、消除疲劳的作用，可以防止眩晕。此外，还可以预防高血压、心脏病、脑出血等疾病。扇贝为高蛋白质、低脂肪食物，为减肥的首选食物。

红豆

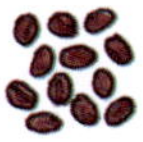

中医认为，体内水分循环不畅，即引起眩晕。红豆中富含的多种营养成分可以有效调节体内水分，有利尿作用，可改善眩晕症状。

相克：红豆不宜与羊肝同时食用，否则容易引起身体不适。

健康小贴士

翳风穴

穴位位置：在耳垂后方，当乳突与下颌角之间的凹陷处。

按摩方法：用示指或拇指按压该穴位，指尖向骨头方向交替按压两侧，各约30秒。

功　效：可以调整人体的平衡感。

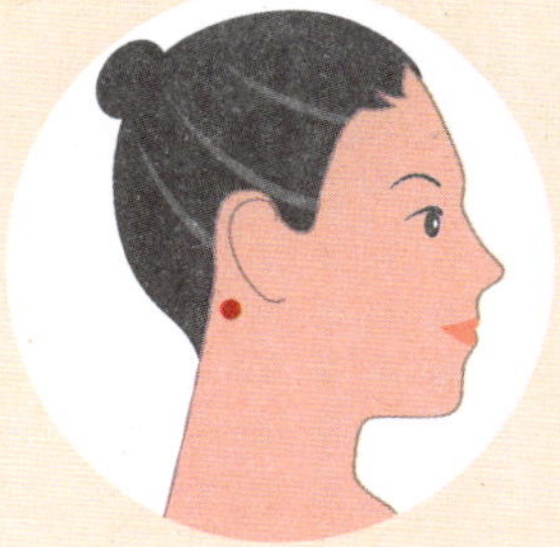

扇贝小炒

低热量，可预防衰老

材料（2人份）

扇贝 4个
西芹、胡萝卜各1/2根
青椒 1个
姜、蒜各1/2块
Ⓐ（水50ml，料酒1大勺，调味料、生淀粉各1小勺，盐、胡椒各少许）
色拉油 适量

制作方法

❶ 横切扇贝；将西芹、胡萝卜、青椒切薄片；姜、蒜均切片。

❷ 炒锅加油预热，放入姜片及蒜片，炒至有香味。加入西芹、胡萝卜、青椒翻炒。放入扇贝小火翻炒，加入Ⓐ，勾芡即可。

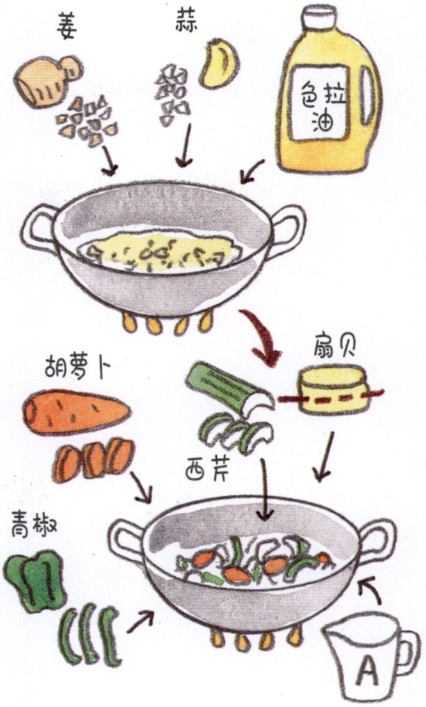

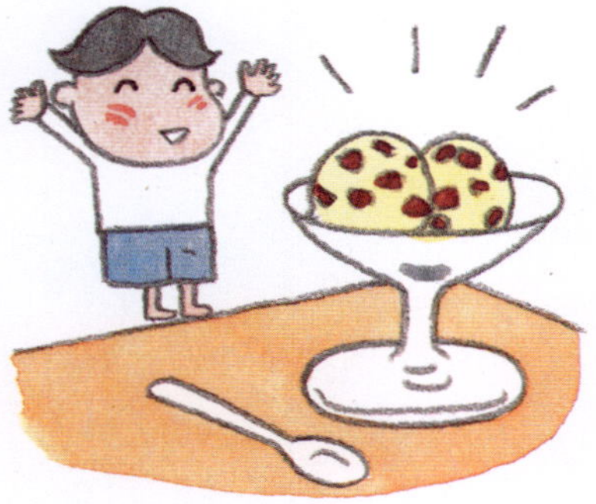

红豆沙豆乳

醇香口味，可用牛奶代替豆浆，减少热量

材料（2~3人份）

炒熟的红豆 200g
豆浆 200ml

制作方法

❶ 将材料放入密封容器，轻轻摇动使材料均匀混合，放入冰箱。

❷ 轻微凝固后，整体搅拌，再放回冰箱。重复2~3次即可。

压力 Stress

维生素和矿物质可以宁心安神

人际关系紧张、工作强度大和过度疲劳等原因容易引起压力过大。长时间压力过大有损身心健康，容易导致各种疾病。

为消除和预防压力过大，可食用含有维生素B_1和钙的食物。此外，也可将具有放松神经作用的中药混入菜肴或饮料中。

芝麻

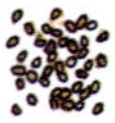

芝麻含有丰富的维生素B_1，可有效改善身心疲惫；芝麻中钙等矿物质含量丰富，有镇定作用；其还含有丰富的色氨酸，有安神效果，在日常饮食中可适量摄入。

枇杷

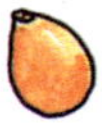

枇杷中苹果酸、柠檬酸含量丰富，可有效恢复体力，还可促进钙吸收。

此外，枇杷富含隐黄素，对于压力过大引起的口干、咳嗽有显著效果。

相克：芝麻酱和洋地黄同食，可加强洋地黄的毒性，引起中毒反应。

健康小贴士

劳宫穴

穴位位置：位于手掌正中央，握拳时位于中指尖下。

按摩方法：用拇指沿着手腕向指尖方向按压刺激，时间自由掌握，每日2~3次，或者感觉压力过大时按摩。

功　效：对消除焦躁和压力有显著效果。

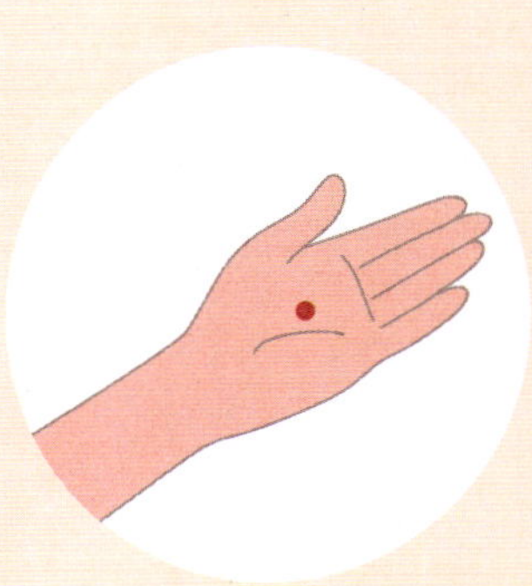

芝麻奶酪面包

奶酪中钙含量丰富，与芝麻一起食用可消除疲劳

材料（2人份）

碎芝麻 10g
面包 2片
可溶奶酪 2片

制作方法

❶ 在面包上涂上奶酪，撒上芝麻碎。用微波炉将奶酪熔化即可。

❷ 轻微凝固后，整体搅拌，再放回冰箱。重复2～3次即可。

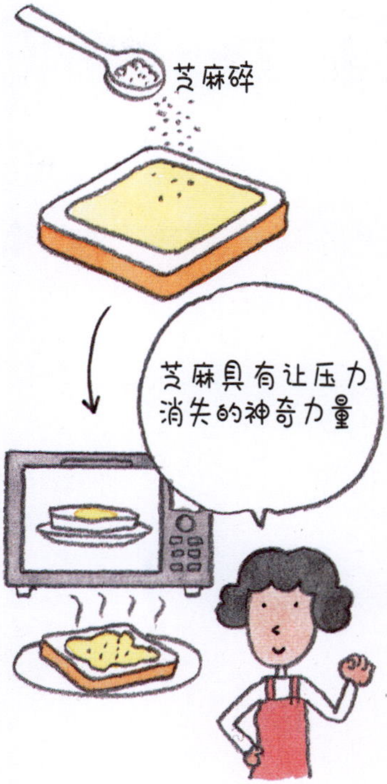

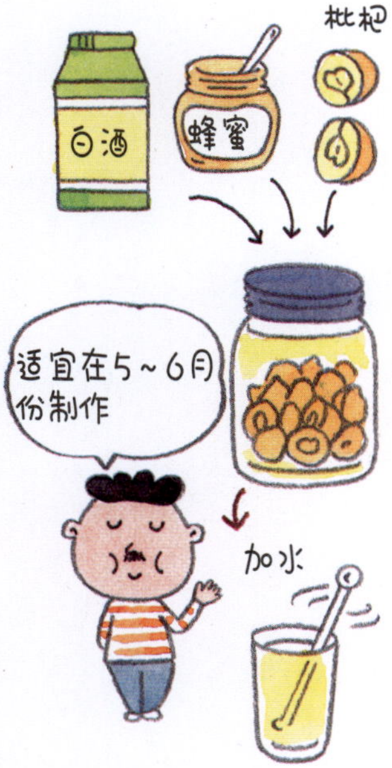

蜂蜜枇杷露

压力过大时可作为点心或饮料食用

材料（适量）

枇杷 1.5千克
蜂蜜 500克
白酒 50ml

制作方法

枇杷洗净切成两半。将所有材料放入密封器皿中，放置1个月（枇杷籽也有相同功效，无须去除）。

不安·抑郁 *Worry, Uneasiness, Fear/Depression*

推荐食用有镇静安神、保持精力旺盛作用的食物

相信很多人都有感到心神不宁、精神抑郁的时候。如果对周围事物关注度开始下降，做任何事情都提不起精神，就有发展为抑郁症的危险。一旦患上该病，身体会出现倦怠、食欲缺乏、失眠等症状。

尽量摄取有镇静安神、恢复精力作用的食物，症状严重时请接受专业治疗。

葡萄柚

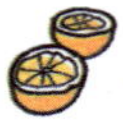

葡萄柚中含有维生素C，有助于抵抗压力。一个葡萄柚中大约含有人体1日所需的全部维生素的量。此外葡萄柚的清香也可舒缓精神紧张，使人恢复活力。

西芹

西芹具有独特的香味，其茎和叶具有安神作用，可有效改善不安和失眠症状，充分咀嚼之后效果更佳。此外，西芹中富含大量钙质。

相克：葡萄柚与螃蟹同食，会导致身体不适。

健康小贴士

膻中穴

穴位位置：位于胸部正中，两乳头连线的中点。

按摩方法：当心绪不宁时，可以示指按压此穴位，顺时针、逆时针各转按20次，以达到舒缓放松的疗效。

功　效：对缓解精神类疾病有显著效果。

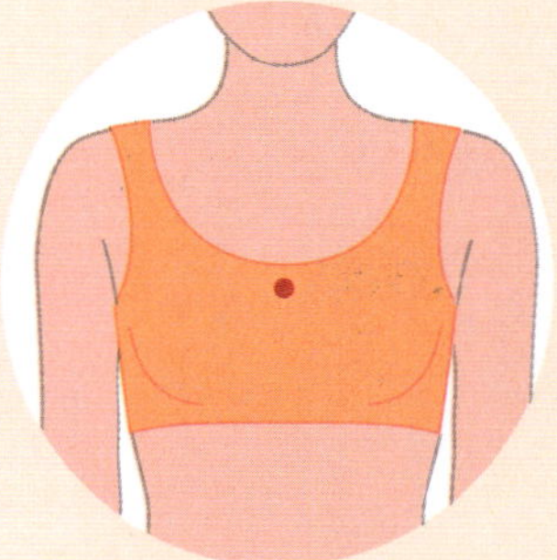

葡萄柚沙拉

葡萄柚特有的香味和酸甜味道可以振作精神

材料（2人份）

葡萄柚 1个
Ⓐ（橄榄油2大勺，砂糖或白糖1小勺，盐、胡椒各少许）
生菜 1/4棵
洋葱 1个
熏三文鱼 适量

制作方法

❶ 将葡萄柚的果肉取出，放入盆中，加入Ⓐ调味。
❷ 将生菜撕成易食用的大小；洋葱切薄片，放入冷水去辣；熏三文鱼切成3cm大小的片。
❸ 将❷放入❶中，充分搅拌即可。

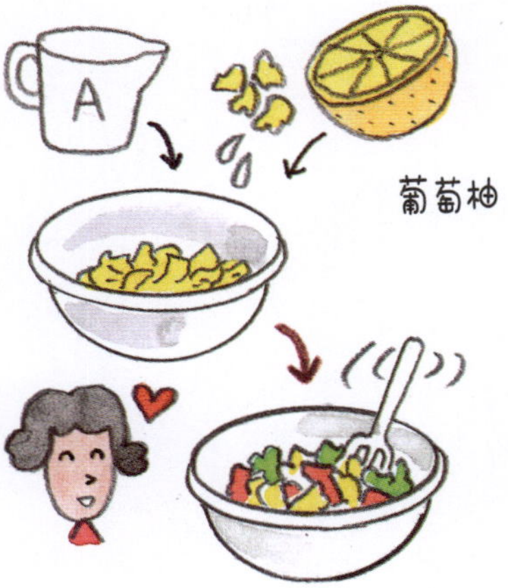

西芹菠菜汤

加热后的西芹，其独特的香味变弱，不喜此味道的人也可食用

材料（2人份）

西芹 1/4棵
洋葱 1/6个
菠菜 1/4捆
培根 1片
水 400ml
块状汤料 1个
盐、胡椒各少许

制作方法

❶ 将西芹、洋葱切薄片；菠菜焯水去涩味，切成3cm大小的段；培根切5cm宽的片。
❷ 锅中加水煮至沸腾，加入所有准备好的材料（盐、胡椒除外），蔬菜熟后加入盐和胡椒调味即可。

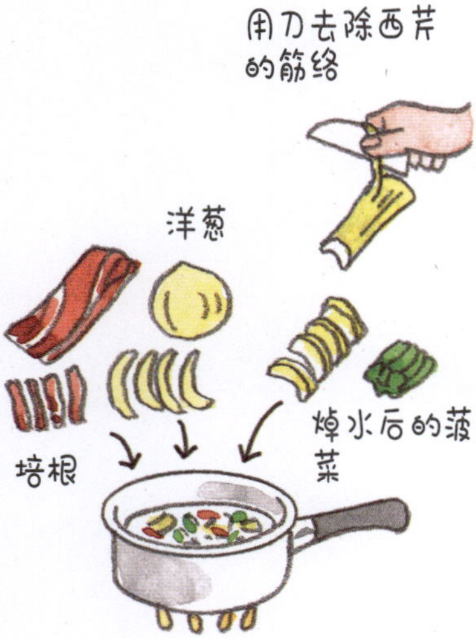

疲劳感 Fatigue

均衡摄取蛋白质、维生素和矿物质

当过分透支体力和精神的时候，就会有疲劳，出现偏食，易造成营养不良、贫血等症状，能量也无法被身体充分吸收利用。疲劳堆积时会引起身体不适。

应尽量休息，充分摄取富含优质蛋白质、维生素和矿物质的食物可有效消除疲劳。此外，应尽量摄取能分解疲劳物质的谷氨酸。

章鱼

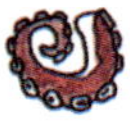

章鱼中丰富的牛磺酸含量，可以有效维持身体各器官的功能，消除疲劳，对肝脏效果尤为明显。章鱼中蛋白质含量丰富，脂肪含量低，是一种健康的食物。

柠檬

柠檬中含有的谷氨酸可以加速糖的代谢，分解乳酸。维生素C可提高抵抗力，避免因疲劳而抵抗力下降时，病原体侵入身体。

猪肉

猪肉富含维生素B_1，有保护神经系统和促进糖类代谢的功能，可消除人体疲劳，缓解焦躁情绪。此外，猪肉中优质蛋白质含量丰富，有利于恢复体力尽量选择脂肪含量较少的瘦肉部分食用。

相克：猪肉与杏仁同食，易引起腹痛、腹泻，有损身体元气。

节假日睡懒觉的坏处

睡眠对于消除疲劳来说是必不可少的一环，但是节假日睡懒觉会打乱生活规律，会起反作用。所以，睡眠也要适可而止。

章鱼烧

适合晚间小酌

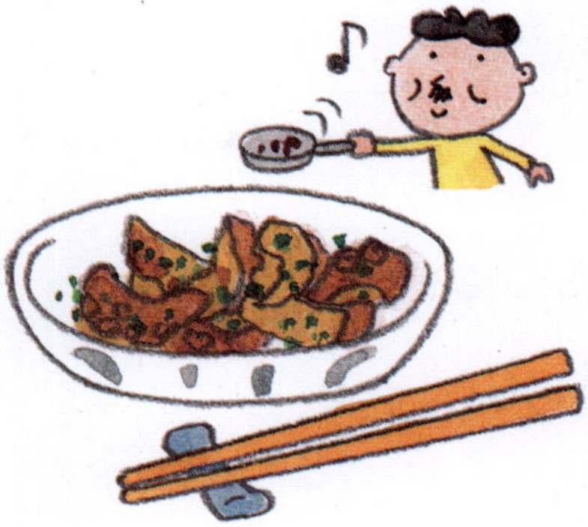

材料（2人份）

煮熟的章鱼须 2根
Ⓐ（姜末、蒜末各1/2勺，酱油、甜料酒各1小勺）
淀粉、海苔各适量
油 适量

制作方法

❶ 将章鱼须切成适当大小的段，为了入味，可横切几刀。
❷ 把❶与Ⓐ混合后放入袋中，置于冰箱冷藏30分钟。
❸ 将淀粉和海苔搅拌，涂抹在腌好的章鱼须上，放入油锅中炸熟即可。

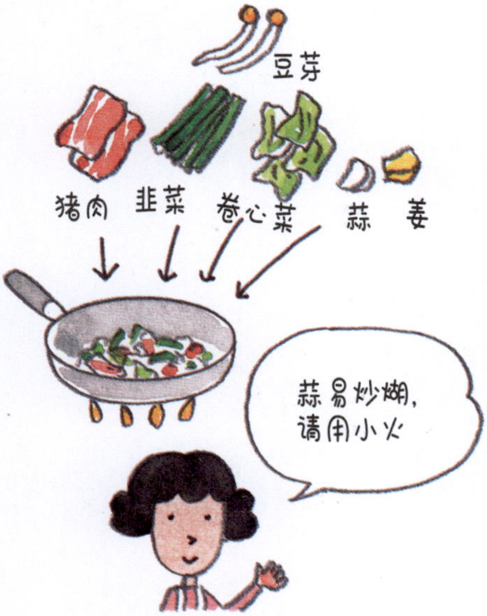

滋补小炒

韭菜与大蒜中的牛磺酸可促进猪肉中维生素B_1的吸收

材料（2人份）

猪肉片 200克
Ⓐ（清酒、淀粉各1/2大勺，酱油1小勺）
卷心菜 100克
韭菜 1捆
豆芽 1袋
蒜、姜各 1/2勺
香油 适量
Ⓑ（料酒、酱油、味噌各1大勺，白糖少许，姜汁1/2勺）

制作方法

❶ 猪肉切成片，放入Ⓐ中腌至入味。
❷ 卷心菜切片；韭菜切小段；蒜、姜均切薄片。
❸ 平底锅中放入香油预热，将腌制好的猪肉炒熟盛出，待用。
❹ 锅中放油，小火煸香姜片和蒜片，然后放入韭菜、豆芽、卷心菜，大火翻炒，待卷心菜熟后放入炒好的猪肉。放入Ⓑ调味翻炒几下即可。

夏乏 Suffering from the summer heat

营养均衡的饮食可有效恢复体力

当身体吃不消夏季的炎热时，就会出现倦怠、食欲缺乏等症状。夏季炎热的夜晚无法熟睡时，容易引起体力下降。此外，如果在空调房中睡觉，容易引发血液循环不畅，有害身体健康。

此时，应及时补充因出汗流失的B族维生素、维生素C和矿物质。优质蛋白质对于恢复体力有很好的效果。夏季过量食用生冷食物，会加重胃肠负担，宜适量食用。食欲不好时，可制作一些营养均衡的菜谱。

菠萝

菠萝富含可消除夏乏的维生素B_1及谷氨酸，具有促进胃液分泌、助消化的作用，因此夏季胃肠功能不好时可食用。

苦瓜

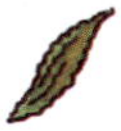

富含维生素C、钠、钙等多种营养元素，是夏乏时最好的食材。其具有的独特的苦味可增强食欲。

相克：苦瓜与沙丁鱼同食会引发荨麻疹，有害身体健康。

夏乏时注意中暑

受全球变暖的影响，夏季气温和湿度上升，导致越来越多的人容易中暑。夏乏时会出现体力下降、睡眠不足，为了预防中暑，应避免在炎热的天气中活动或在室内进行激烈的活动。注意补给身体出汗流失的水分。如果大量出汗，不仅要补充水分，还应适当补充矿物质，可适当饮用含有盐分、糖分的饮料。

糖醋里脊

菠萝的酸味可刺激食欲，消除疲劳

材料（2人份）

菠萝 1/4个
薄猪肉片 200g
淀粉 适量
胡萝卜 1根
西蓝花 1/2个
Ⓐ（酱油1小勺，番茄酱2大勺，调味料少许）
色拉油 少许

制作方法

❶ 展开猪肉片，从一端卷成一团，薄薄的撒上一层淀粉。
❷ 将菠萝和胡萝卜切成易食用大小的块；西蓝花掰成小朵。
❸ 煎锅中加油预热，将❶烧至变色，再加入❷轻炒。
❹ 加入1大勺水，蒸熟。加入Ⓐ，整体搅拌均匀即可。

菠萝
少放番茄酱，多放酱油，不至于太甜腻

清淡又美味啊

苦瓜豆腐小炒

鸡蛋可减淡苦瓜的苦味

材料（2人份）

苦瓜 1/2根
豆腐 1/2块
鸡蛋 1个
酱油 1/2小勺
鲣鱼干 适量
芝麻油 少许

制作方法

❶ 将苦瓜纵向切成两半，去除籽。切成3mm厚的片，用盐揉搓。
❷ 煎锅中加油预热，翻炒苦瓜，炒熟后，放入掐碎的豆腐块，继续翻炒。
❸ 煎锅中央预留位置，倒入蛋液，搅拌。半熟时，沿着锅边放入酱油，整体翻炒。关火前，撒入鲣鱼干，翻炒均匀即可。

宿醉 Hangover

食用有助于提高肝脏和胃部功能的食物，补充水分，可有效缓解不适症状

过度饮酒，酒精分解产生的流入血液中，会引起恶心、头痛等症状。

牛磺酸可提高肝脏分解酒精的作用，维生素、矿物质可改善因酒精而损伤的胃部功能，因此应合理摄取。此外，酒精具有利尿作用，容易引发脱水症状，且为了稀释乙醛浓度，应注意补充水分。

蚬子

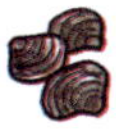

蚬子富含牛磺酸，可有效提高肝脏功能，预防大醉或宿醉。将蚬子去沙冷冻保存，可随时食用。

柿子

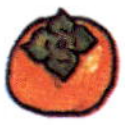

柿子含有乙醇脱氢酶，可抑制血液中乙醛浓度上升。其含有的钙具有利尿作用，可将乙醛排出体外。此时，不要忘记补充水分。

相克：猪肝中含有的铜、铁能使柿子中的维生素C氧化为脱氢抗坏血酸而失去原来的功能。

喝酒前，喝杯牛奶，可有效预防宿醉

空腹喝酒容易引起大醉或宿醉。蛋白质可保护胃黏膜，增加体内的解酒酶，因此，喝酒前最好喝杯牛奶。

食用下酒小菜，推荐富含牛磺酸的章鱼和墨鱼，可提高肝脏功能。此外，短时间内一口气喝很多酒容易引起宿醉，因此，应注意缓慢喝酒。

酱烧蚬子

蚬子汁鲜味美，味道清淡

材料（2人份）

蚬子（去沙）200g
水 400ml
酱汤 1大勺

制作方法

将蚬子和水放入锅内，大火煮。贝壳张开后，撇掉浮沫，放入酱汤，沸腾时关火。

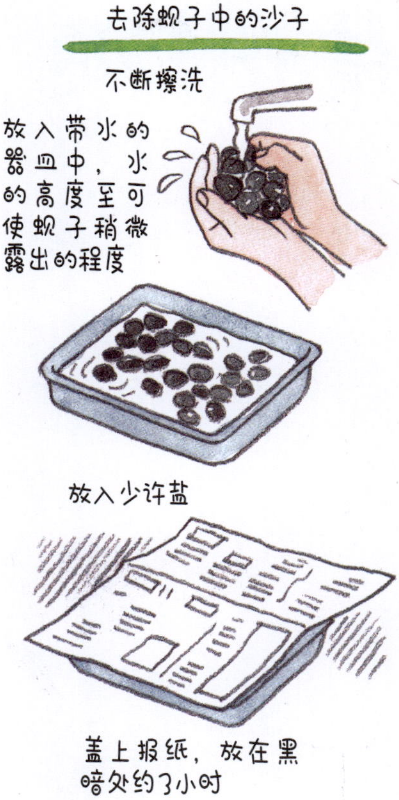
去除蚬子中的沙子
不断擦洗
放入带水的器皿中，水的高度至可使蚬子稍微露出的程度
放入少许盐
盖上报纸，放在黑暗处约3小时

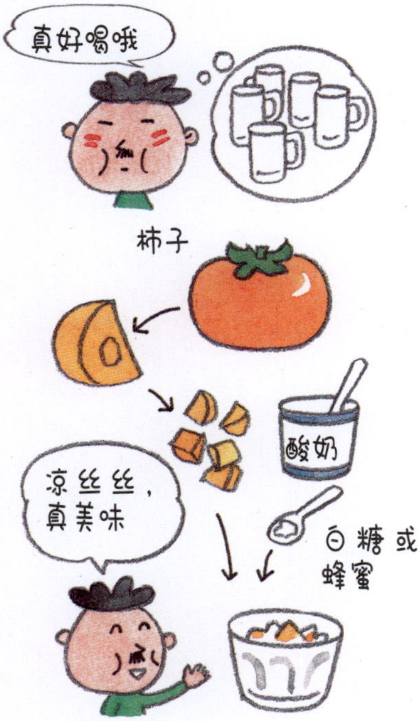
真好喝哦
柿子
酸奶
凉丝丝，真美味
白糖或蜂蜜

柿子酸奶

作为酒后小点心，也可制成干柿子饼

材料（2人份）

柿子 1个
无糖酸奶 200g
白糖或蜂蜜（根据个人喜好）适量

制作方法

柿子去皮、去除蒂，切成可一口咬下的大小。把柿子放到酸奶中，根据个人口味加入白糖或蜂蜜。

精力不足 No stamina

在日常饮食中，有意识地将主食、主菜和副菜搭配食用，提高体力

食欲缺乏或过度减肥时，无法为身体供给充足能量，容易引起精力不足。精神、体力都将减退，注意力不集中，容易感觉疲劳。

精力不足多半是蛋白质、维生素、矿物质摄入不足引起的，因此应注意均衡摄入能量。食欲缺乏时虽说可以不要勉强自己吃很多东西，但是也需尽量保证摄入食物的多样性，以保证营养均衡。

韭菜

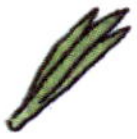

韭菜富含维生素B_1，可消除疲劳。而且，韭菜中的芳香成分硫化烯丙基可提高人体对维生素B_1的吸收，促进能量的新陈代谢，对于精力恢复有很好的效果。

鲣鱼

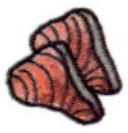

鲣鱼中蛋白质和维生素B_1的含量丰富，可恢复人体精力。此外，还有促进胃肠消化吸收的功能，恢复体力。鲣鱼含有的氨基酸可改善人体睡眠质量，因睡眠不足导致精神不振的人可食用。

荞麦面

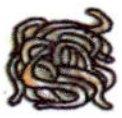

荞麦面中富含维生素B_1，可促进糖分代谢，其所含的氨基酸可提升人体的体能，对耐力不足有明显的效果。荞麦面易吞咽，即便食欲不好也可食用。

不吃早餐百害而无一利

不吃早餐会导致能量不足，注意力难以集中。工作、学习效率下降。可以每天少吃点，应尽量养成吃早餐的习惯。

韭菜鸡蛋汤

此菜肴对胃肠好，可补充体力

材料（2人份）

韭菜 1/2捆
水 400ml
海带丝适量
Ⓐ（酱油1小勺，盐、鸡汁、日本酒各少许）
鸡蛋 1个

制作方法

韭菜切段。锅中加入水和海带丝煮开，加入韭菜段和Ⓐ。中火煮，在即将煮开时加入蛋液并搅拌，关火即可。

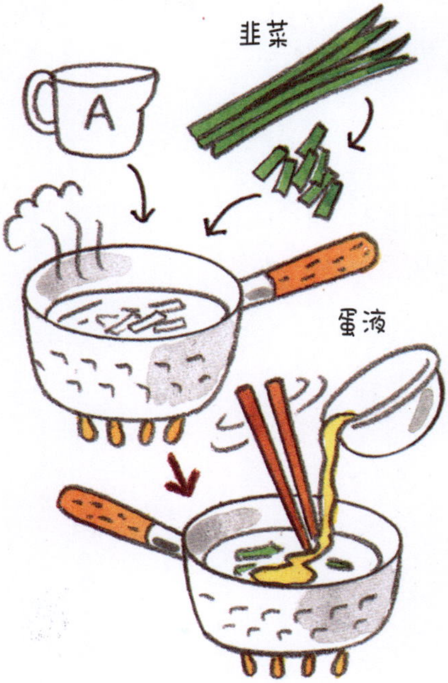

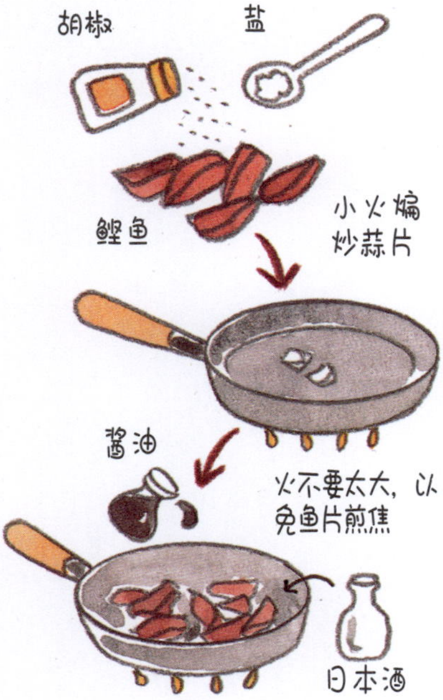

煎鲣鱼

和蒜一起食用可有效恢复精力

材料（2人份）

鲣鱼片 150克
盐、胡椒各少许
蒜 2瓣
日本酒 少许
酱油 1小勺
色拉油 少许

制作方法

❶ 将鲣鱼片切成适当大小，撒上盐和胡椒；蒜切片，备用。
❷ 煎锅放油，小火煸炒蒜片，将准备好的鲣鱼片两面油煎至金黄色，加入酒和酱油调味。

心悸·气喘 ……Palpitation/Shortness of breath

因精神原因引起心悸时，可食用具有镇静作用的食物并注意多休息

当患有发热、贫血、甲亢、心脏疾病时，易引发心悸和气喘症状；精神紧张和过度兴奋也会引起心悸。虽然不算严重，但是心悸会导致压力增大和精神紧张。

因精神原因引起心悸时，可食用具有镇静作用的食物并好好休养，心悸症状可以改善。

因疾病导致的心悸和气喘，应去医院接受专业治疗。

芝麻

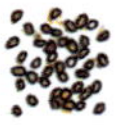

高血压容易引发心悸和气喘，芝麻中含有的油酸等不饱和脂肪酸和维生素E对于因高血压引起的心悸有显著效果。

相克：芝麻性温，多油脂，多食伤脾，与鸡肉同食有中毒可能。

藠头

中医认为，藠头对于改善血液循环、心肺功能有显著效果。其中含有丰富的牛磺酸，有助于人体对维生素B_1的吸收。当人体内维生素B_1不足时，易引发紧张、焦虑。因压力过大引起心悸时推荐食用。

健康小贴士

郄门穴

穴位位置：位于小臂中，手腕横纹向上5寸处。

按摩方法：将示指置于此穴位，向手腕方向按压2分钟，以局部有酸胀感为佳。

功　效：对于因压力而引发的心悸、气喘有显著效果。

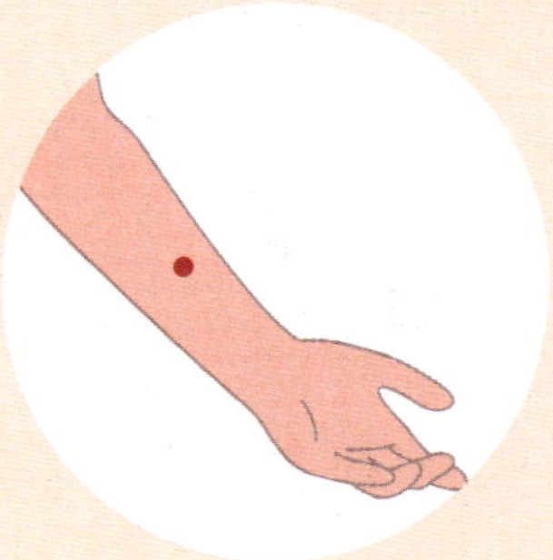

凉拌鸡胸

适量增加芝麻的摄入量，可以控制盐分摄入，预防高血压

材料（2人份）

鸡胸肉 200克
豆芽 半袋
黄瓜 1根
Ⓐ（黑芝麻碎30克，洋葱1/4个，胡萝卜1/6根，酱油1大勺，橄榄油2大勺，醋适量）

制作方法

❶ 将鸡胸肉和豆芽用热水焯熟，取出放凉后将鸡胸肉撕成小块黄瓜切丝。

❷ 将洋葱和胡萝卜擦丝后与Ⓐ中其他材料混合，制成调味汁。

❸ 将❶盛入器皿中，淋上制作好的调味汁。

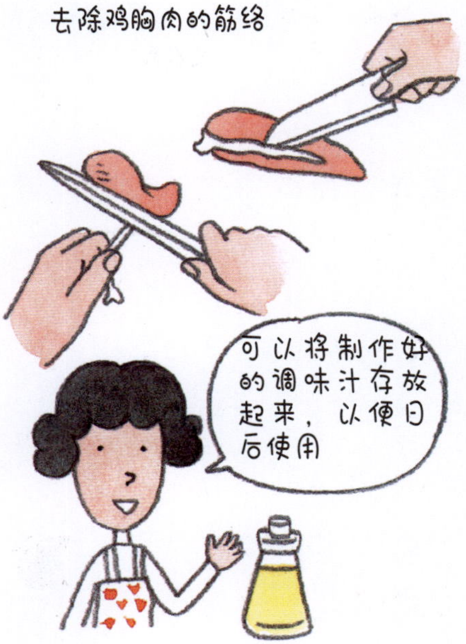
去除鸡胸肉的筋络
可以将制作好的调味汁存放起来，以便日后使用

酸甜藠头粥

爽甜可口的藠头粥

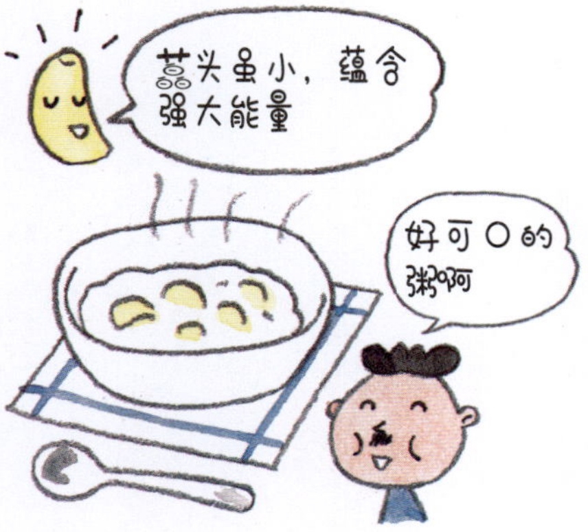
藠头虽小，蕴含强大能量
好可口的粥啊

材料（2人份）

甜藠头 10粒
米饭 1碗
水（米饭2～3倍的量）

制作方法

将米饭、水放入锅中，用小火加热，煮至黏稠时关火盛出，放入切成小块的甜藠头。

衰老 Aging

食用黄绿色蔬菜和水果，可延缓衰老

体内细胞有损伤及死亡细胞的数量增加，会加速机体老化，其主要原因是体内活性氧增加。虽然细胞老化无可避免，但是可通过抑制体内活性氧的增加，起到抑制衰老的作用，使身体保持年轻态。

色彩鲜艳的蔬菜和水果、鱼贝类含有丰富的抗氧化物质，可有效抑制细胞氧化。

虾

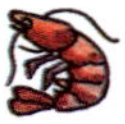

虾中富含大量维生素E，有抗氧化作用，其富含的牛磺酸可抑制胆固醇吸收，改善肝功能。中医认为，虾可改善肾功能，提升精力。

鳄梨（牛油果）

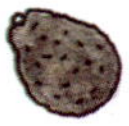

鳄梨（牛油果）有顶级水果之称，营养价值极高，除了富含维生素E外，还含有美白效果明显的维生素C，促进皮肤毛发再生的维生素B_2。因此，在美容、预防衰老方面有极佳疗效。

相克：番茄酱与对虾同食可生成三价砷化物，有剧毒，会对身体有害。

健康小贴士

通天穴

穴位位置：位于头部发际线正中向上4寸，旁开两侧1.5寸处。

按摩方法：将双手中指置于此穴位，向中心按压每次2~3分钟，每日2次。

功　效：对于白发、脱发有显著效果。

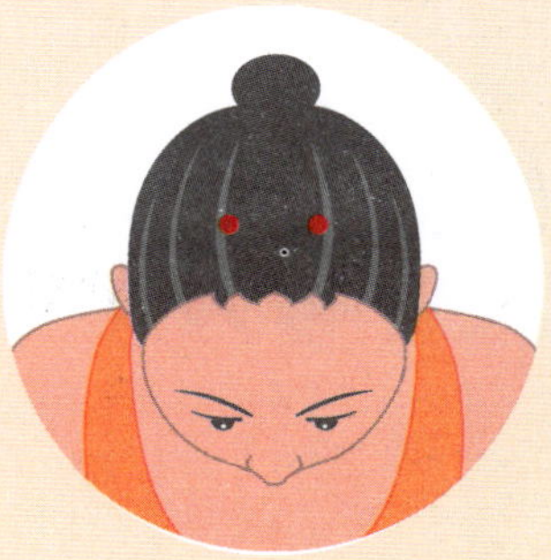

吸烟、喝酒会催生氧化物，加速衰老

吸烟会产生大量的氧化物，加速机体老化，引发疾病，因此，要忌烟。饮酒要适量，过量则极易产生氧化物质，有每日饮酒习惯的人要注意控制量。

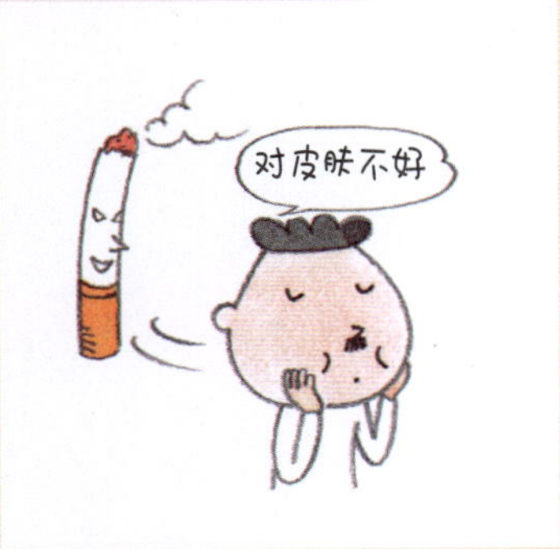

樱桃

樱桃所含的红色花青素具有抑制活性氧的效果，可促进胶原蛋白生成，改善关节、肌肉疼痛、僵硬，预防色斑、皱纹产生，防止肌肤老化。

芝麻

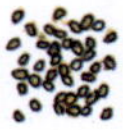

自古以来人们就将芝麻视为“长生不老药”。常食可降低血液中胆固醇的含量，防止脂质过氧化。此外，芝麻还富含维生素E，可有效预防衰老。

相克：黄瓜中含有维生素C分解酶，同食会破坏樱桃中的维生素。

鲹鱼

鲹鱼的脂肪中含有DHA（二十二碳六烯酸），可增强脑细胞活性，恢复年轻态，对于改善老年痴呆和白内障有显著效果。此外，鲹鱼还富有EPA（二十碳五烯酸），可加固血管、预防血栓，对动脉硬化、心肌梗死、脑血栓有预防作用。

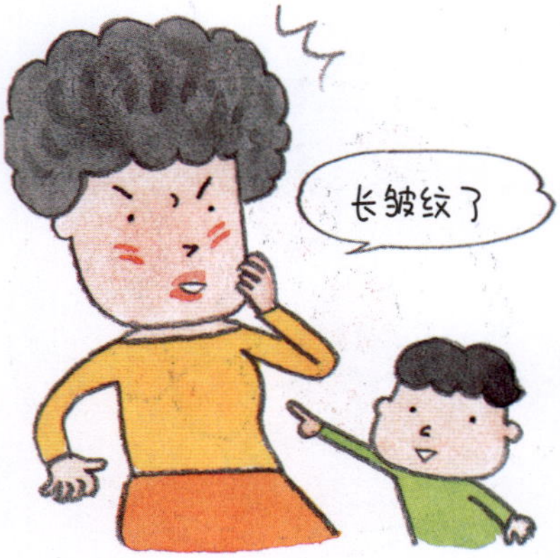

韭菜虾丸子粥

虾壳同样营养丰富，可有延缓制衰老

材料（2人份）

虾 100克
鸡肉块 40克
韭菜 1/4捆
大葱 5cm
姜 半块
水 600ml
酱油 1/2小勺
盐、胡椒、绍兴黄酒或日本酒、调味料各少许

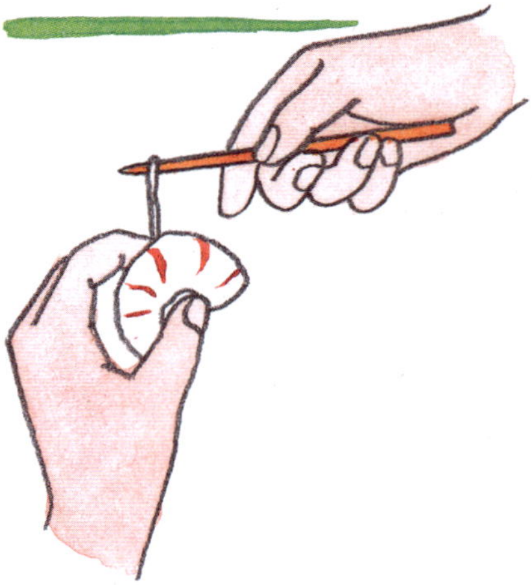

去壳前从虾头开始数，第2~3节处插入竹扦可挑出虾线

制作方法

❶ 将虾去壳（虾壳备用）；韭菜、葱、生姜切碎。

❷ 将虾和鸡肉块剁碎，加入韭菜、葱、姜搅拌成馅，团成丸子。

❸ 锅内放入水和洗净的虾壳，大火烧开至色白后，将虾壳捞出。再加入调味料和绍兴黄酒，煮至沸腾，将丸子下入锅内，调入酱油、盐、胡椒，煮熟即可。

牛油果柠檬沙拉

与柠檬一同食用，提升抗氧化作用

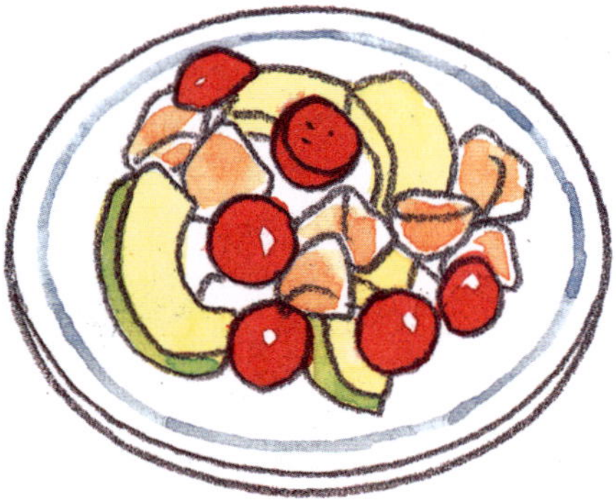

材料（2人份）

鳄梨（牛油果）1个
迷你西红柿 6个
马铃薯 1个
Ⓐ（柠檬汁1小勺，橄榄油1大勺，盐1/2勺，胡椒少许，蒜泥适量）

制作方法

❶ 牛油果去皮，切块；迷你西红柿去蒂，切两半；马铃薯切块后焯水。

❷ 以上食材与Ⓐ搅拌均匀即可。

醋腌鲹鱼

黑醋可预防衰老，连鱼骨一同食用可强化骨骼

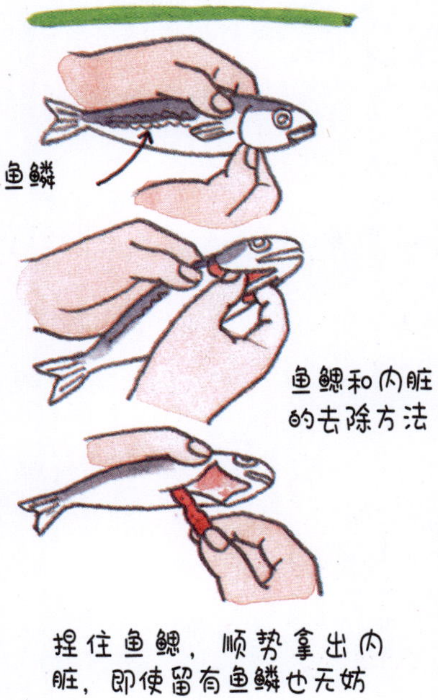

材料（2人份）

鲹鱼 6条
盐、胡椒各少许
小麦粉适量
洋葱 1/4个
胡萝卜 1/8根
红辣椒 1/4个
Ⓐ（酱油、白糖各1.5勺，黑醋50ml，水100ml，调味料少许）
植物油 适量

制作方法

❶ 去除鲹鱼的鱼鳃和内脏，撒上盐和胡椒，裹上小麦粉。
❷ 洋葱切片焯水，胡萝卜和红辣椒切细丝。
❸ 将Ⓐ煮开，调汁备用。
❹ 把❶放入油中，炸至金黄后捞出，撒上洋葱、胡萝卜、辣椒和调好的汤汁即可。

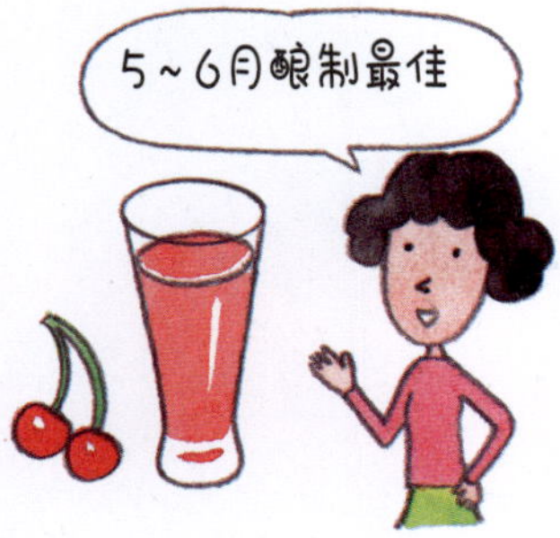

樱桃酒

将樱桃酿成酒，可更好地发挥功效，饭前用小杯适量饮用

材料（易制作的分量）

西芹 1/4棵
樱桃 500克
柠檬 1个
白酒 720ml
冰糖 100克

制作方法

将樱桃和柠檬洗净晾干，柠檬带皮切片。将所有材料放入器皿中酿制3个月左右即可完成。

减肥 Diet

抑制热量的摄入，同时摄取身体必需的营养元素

体重指数（BMI）=体重（kg）÷身高^2（m^2）。当其值大于25时即判定为肥胖。

肥胖的人虽然表面看来没有健康问题，但是易患各种生活习惯病，如糖尿病、高血压、动脉硬化、高脂血症、心肌梗死等。

当摄入的热量大于身体所需热量时，多余的热量就会作为脂肪储存起来，久而久之就形成肥胖。通过食用菌类、海藻类抑制热量的过量摄入，同时要注意膳食营养要均衡。

蟹味菇（白玉菇）

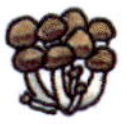

蟹味菇膳食纤维含量丰富，富含的酸性多糖可有效降低胆固醇，预防动脉硬化。蟹味菇热量低，味道鲜美，可制成美味可口的减肥食谱。

纳豆

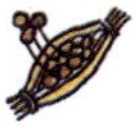

想要健康瘦身，人体必须摄取足够的优质蛋白。纳豆中富含维生素B_2，有助于人体脂肪代谢，抑制肥胖。减肥时容易导致肌肤粗糙，可通过摄取维生素B_2保持水嫩肌肤。

健康小贴士

地仓穴

穴位位置：位于面部嘴角外侧，瞳孔正下方。

按摩方法：紧闭嘴唇，用双手示指揉按，每次按揉5~10分钟，每日2~3次。

功　效：可调整自律神经，控制食欲。

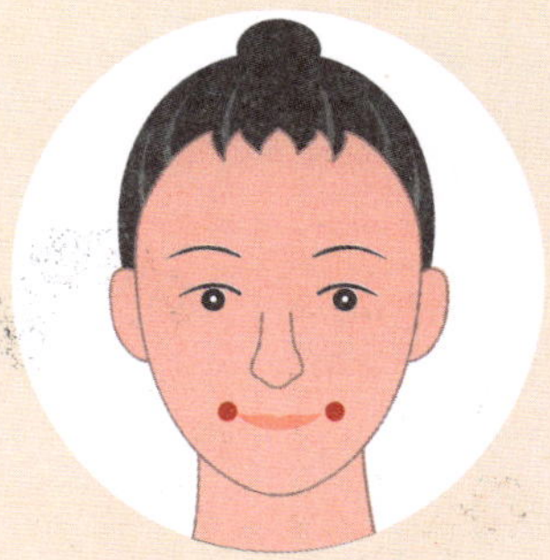

每日运动30分钟左右
可燃烧体内堆积的脂肪

若想减肥，不仅要减少热量的摄取，还要增加消耗。为了燃烧多余的脂肪，每天最好进行30分钟运动。在日常生活中要尽量使用楼梯而非电梯，主动增加身体活动的时间。

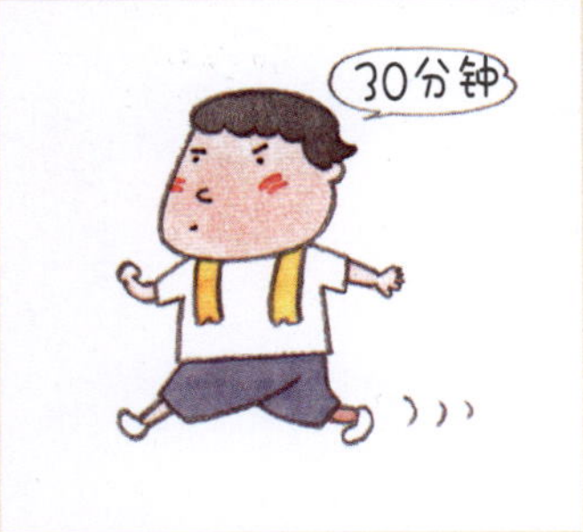

普洱茶

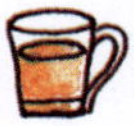

在茶叶中，普洱茶促进消化的作用尤为明显，可辅助分解肉类和油中的脂肪。其含有的单宁酸可分解体内毒素，抑制脂肪吸收。因此，普洱茶被称为“减肥茶”。

辣椒

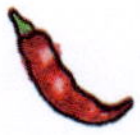

辣椒的辛辣成分辣椒素可刺激大脑中枢神经，提高人体代谢，燃烧体内多余脂肪。不过辣椒同时也会促进胃酸分泌，增强食欲，因此要注意不可多食。

相克：黄瓜中含有维生素C分解酶，而辣椒富含维生素C，二者同时食用，维生素C会被破坏。

魔芋

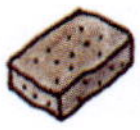

魔芋中97%都是水分，很容易让人有饱腹感，能满足减肥时饥肠辘辘的胃。魔芋还具有通便作用，可将肠道内的废弃物和毒素排出体外，提高减肥效果。

魔芋每次不宜吃得过多，以每人每餐80克为宜。

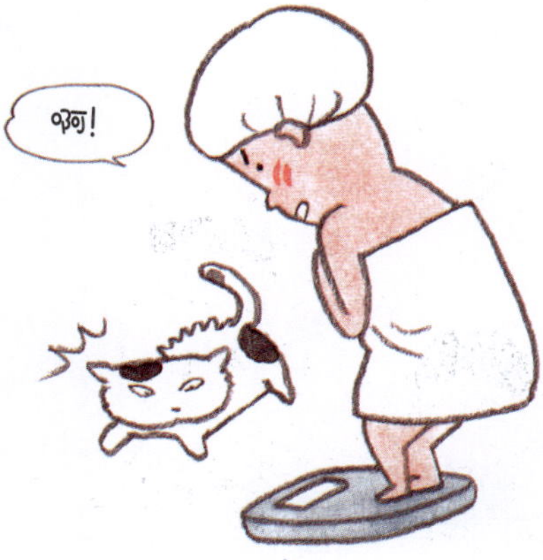

白玉菇炒肉

低热量、高蛋白质，适合运动后补充能量

材料（2人份）

白玉菇 1袋
大葱 1根
姜 1块
鸡胸肉 100克
盐、胡椒各少许
乌冬面露 1大勺
五香粉 适量
橄榄油 少许

制作方法

❶ 白玉菇去根，撕成小块。葱、姜均切丝；鸡胸肉去筋络，切小块并撒上盐和胡椒腌制。

❷ 煎锅放橄榄油加热，放入姜煸炒后加入鸡胸肉。鸡肉变白后加入白玉菇和葱翻炒。

❸ 炒熟后淋入乌冬面露煮，锅底汤汁煮干后撒入五香粉，轻轻搅拌即可。

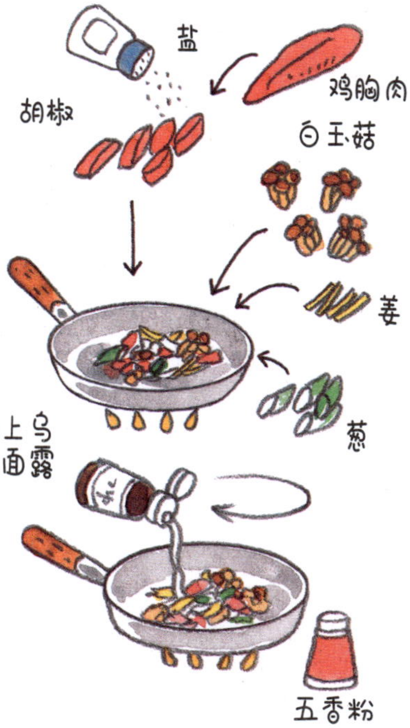

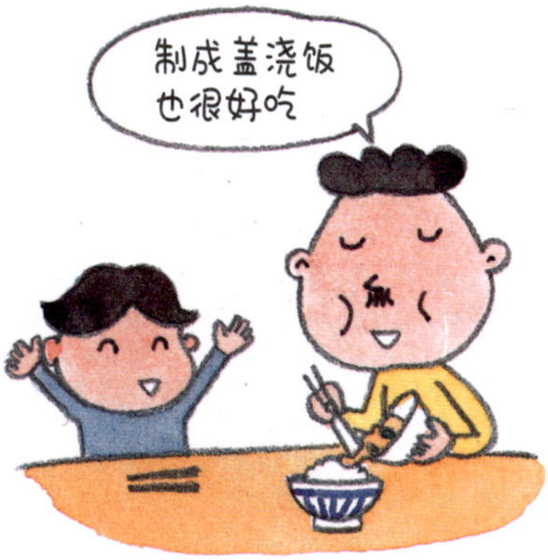

秋葵拌纳豆

低热量、高营养，可以预防因减肥导致的皮肤粗糙

材料（2人份）

纳豆 1包
秋葵 4根
辣白菜 适量
乌冬面露 1大勺
干海苔 适量

制作方法

❶ 热水加盐，将秋葵焯熟后切成1cm长的段，辣白菜切片。

❷ 将纳豆、秋葵、辣白菜片和乌冬面露混合搅拌盛入器皿，撒上切成丝的干海苔即可。

烧魔芋

既能满足口腹之欲，又有缓解便秘的作用

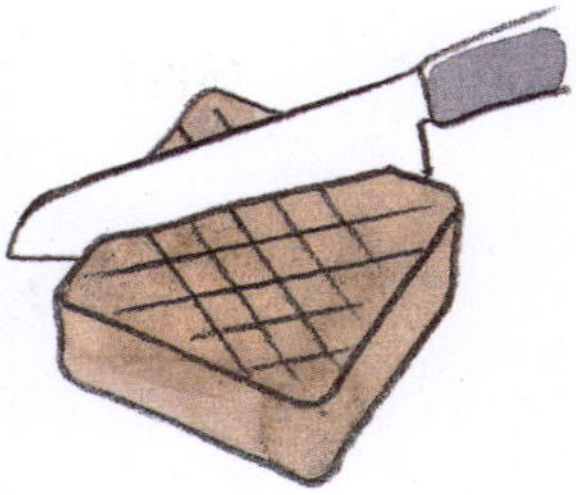

材料（2人份）

魔芋 2块
萝卜（3cm左右）1块
小葱 1根
陈醋 2大勺
芝麻油 少许

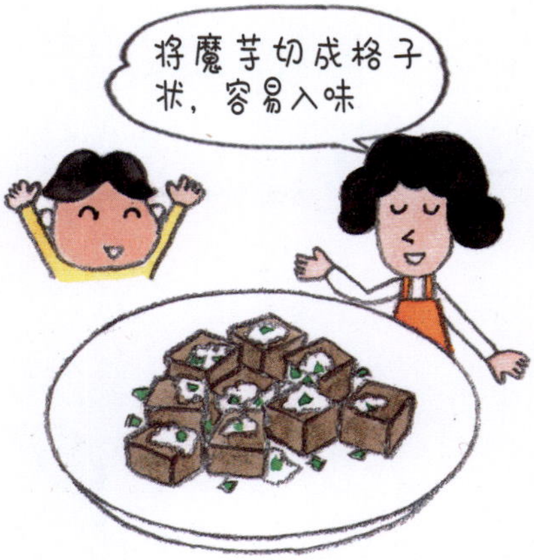
将魔芋切成格子状，容易入味

制作方法

❶ 将魔芋块用刀斜切成格子状小块，用水焯一下，以去涩味；将萝卜切小丁；小葱切成葱花。

❷ 煎锅中放入芝麻油，将魔芋煎至金黄，并倒入陈醋调味。

❸ 魔芋熟后盛入盘子，撒上萝卜丁、葱花，将煎锅中剩余的汤汁淋在魔芋上即可。

普洱茶果冻

具有减肥功效，也可用乌龙茶代替

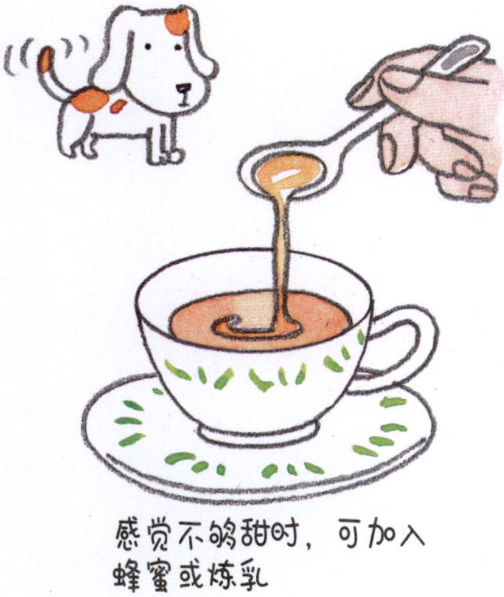
感觉不够甜时，可加入蜂蜜或炼乳

材料（4人份）

普洱茶 300ml
白糖 50克
Ⓐ（粉状明胶5克，水2大勺）

制作方法

将普洱茶和白糖放入锅中烧至沸腾，将Ⓐ混合后加入锅中，边搅拌边加热，1分钟后熄火，冷却至不烫手的程度后，将其盛入器皿，放入冰箱待其凝结成块即可。

水肿 Swelling

食用具有利尿作用的食物并进行适量的运动，可将体内多余的水分排出体外，消除水肿

水分在人体的皮下组织堆积，引发水肿。长时间维持同一姿势，导致淋巴液和血液循环不畅，是引起水肿的主要原因，应注意要控制水分摄入，不要过量，并时常活动四肢，防止水肿发生。

过量摄取盐分时，体内盐度过高，导致水分堆积，当身体想要恢复原状时，就会引发水肿。因此，应控制盐分摄入，多食有利尿作用的食物。

冬瓜

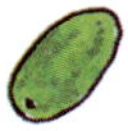

冬瓜中含有的钾元素具有利尿作用，可促进体内多余的盐分和水分排出体外，同时还具有降温的作用，推荐在夏乏时食用。不过若是因体寒而引起的水肿，则不宜食用。

马铃薯

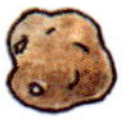

马铃薯被称为“钾之王”，可以将体内多余的盐分形成尿液而排出体外。水分代谢不畅是引发肾脏功能低下的主要原因，马铃薯可帮助改善肾功能。

相克：马铃薯和香蕉不能一同食用，若同时食用，可能会引起面部生斑。

健康小贴士

水分穴

穴位位置：位于上腹部，肚脐正中位置上1寸处。

按摩方法：将示指指腹置于此穴位轻轻揉压约3分钟。

功　效：有调节体内水分平衡的效果。

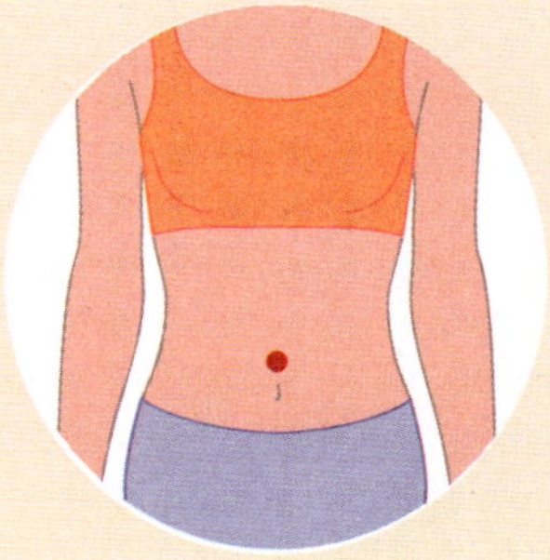

冬瓜姜汤

冬瓜和姜一起食用，体寒引起水肿的人也可食用

材料（2人份）

冬瓜 150克
水 400ml
调味料 1小勺
姜汁（1小块的量）适量
鸡蛋 1个
盐 少许

制作方法

❶ 去除冬瓜的瓤和皮，切成大小不等的块。
❷ 锅中加水和调味料煮沸，放入冬瓜。加入姜汁及蛋液，轻轻搅拌，放盐调味即可。

冬瓜去瓤、去皮方法

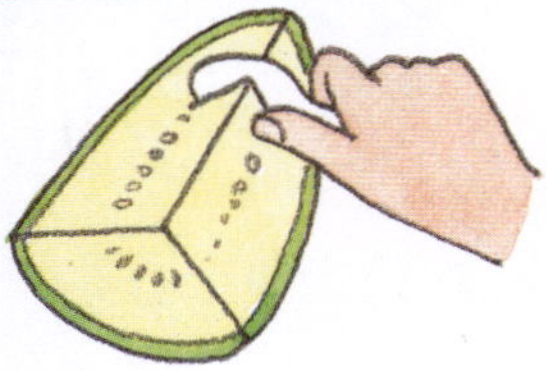
横竖切成几份后，用勺子去瓤

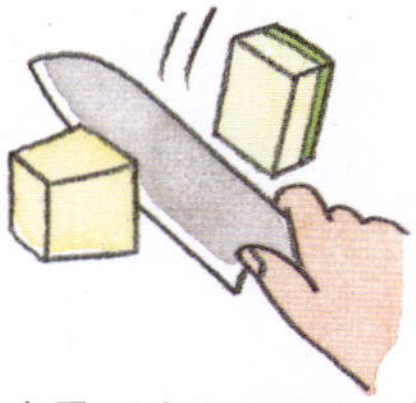
冬瓜皮厚，在外侧5mm处下刀最佳

马铃薯饼

若喜欢可加适量酱油，但是注意不要放太多，不可太咸

材料

马铃薯 1个
淀粉 1大勺
盐 少许
色拉油 适量

制作方法

将洗净的马铃薯用保鲜膜包好，放入微波炉中加热4分钟，取出后去皮捣碎，混入淀粉和盐，分成4等份，做成饼状放在锅中油煎即可。

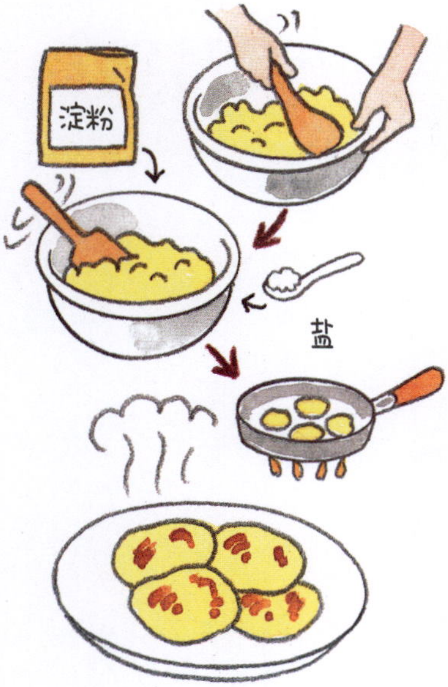
将去皮的马铃薯捣碎成泥
淀粉
盐

口炎 Stomatitis

营养均衡的饮食可提高免疫力，同时避免摄入刺激性食物

当口腔黏膜出现红肿时会引发黏膜性口炎，而黏膜出现圆形孔洞时则引发口腔溃疡，两者都会使人出现口腔疼痛。其原因多半是偏食或压力过大，应小心预防，避免其反复出现。

平日注意饮食要营养均衡，提高免疫力很重要。可摄入能够抑制炎症，有杀菌作用的食物。发生口炎时要避免食用烫、辣等刺激性食物。

茄子

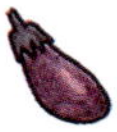

茄子可降低体内温度，具有镇痛作用，可缓解口炎和溃疡带来的疼痛，茄子除钾元素含量丰富外，其他营养元素含量较少，所以应与黄绿色蔬菜搭配食用。

蜂蜜

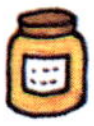

含糖量高的蜂蜜可减少细胞内部的水分堆积，抑制细菌的繁殖，蜂蜜中的葡萄糖有消毒作用，可治疗口炎。

相克：毛蟹与茄子同食会引发中毒，可以用藕解毒。

保持口腔清洁，避免过度疲劳及压力

为了预防和改善口炎，需注意口腔内的清洁，每餐后要刷牙或漱口，保持口腔清洁状态。用稀释后的蜂蜜漱口效果更佳。

疲劳和压力也是引发口炎的原因，因此，要充分休息。抽烟、喝酒要适度。

茄子炖西红柿

用油烹饪茄子可提高功效

材料（2人份）

茄子 2根
洋葱 1个
蒜 1瓣
马铃薯 1个
番茄酱 适量
盐、胡椒、橄榄油各少许

制作方法

❶ 将茄子切成1cm宽的片状，放入水中去除涩味；将洋葱和蒜切薄片；马铃薯切块。

❷ 煎锅放入橄榄油和蒜片，烧热煸香后放入茄子片、洋葱、马铃薯，用中火翻炒。

❸ 放入番茄酱，改小火煮至茄子发软，放入盐和胡椒即可出锅。

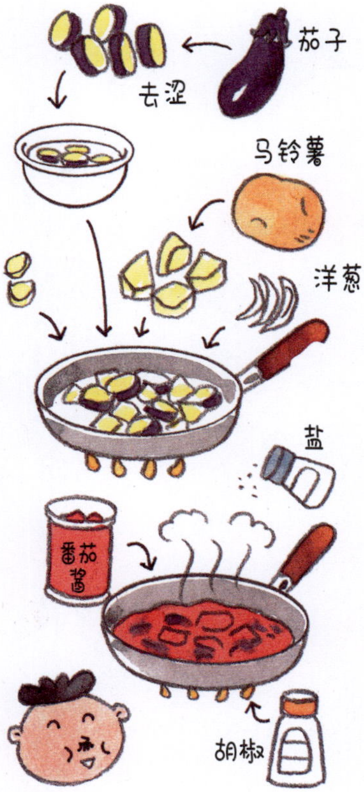

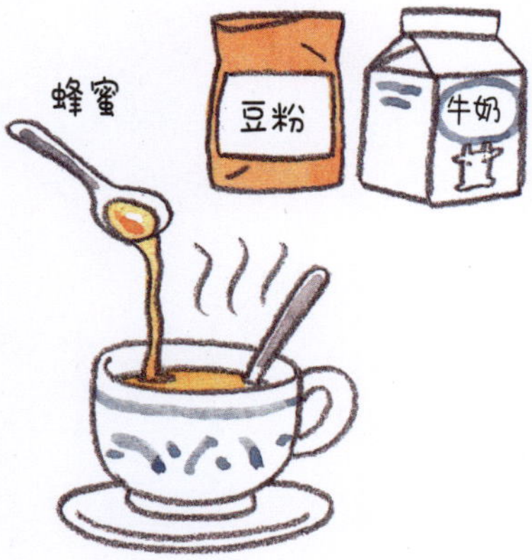

蜂蜜豆奶

纯正的蜂蜜具有强力杀菌效果

材料（1人份）

蜂蜜 1/2大勺
牛奶 150ml
豆粉 适量

制作方法

将蜂蜜和豆粉加入温热的牛奶中搅拌即可。

口臭 Bad breath

饮食、生活有规律，食用具有抗菌效果的食物

口臭有生理口臭和病理口臭两种，生理口臭是因睡眠时唾液分泌减少，细菌活跃引发的；病理性口臭多是因为龋齿、虫牙、胃肠障碍引起的。

预防口臭的基本方法是饮食、生活有规律，保持身体健康。此外，可食用有抗菌效果的食物，如梅干等，以促进唾液分泌。其实，所有人都或多或少地有口臭，不用特别在意。

胡萝卜

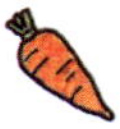

胡萝卜中丰富的β-胡萝卜素，可在体内转化成维生素A，保护黏膜，发挥其抗氧化作用，抑制活性氧。充分咀嚼可更好地吸收食物残渣中的膳食纤维。

绿茶

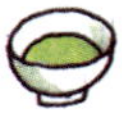

绿茶中含有抗菌效果显著的单宁，可抑制口腔内杂菌的产生，而这些杂菌是口臭发生的原因；绿茶本身也有促消化的作用，当因消化不良引起口臭时推荐饮用，也可用绿茶漱口。

充分咀嚼食物，促进唾液分泌

唾液中不仅含有杀菌成分，还可带走食物残渣，预防口臭效果极佳。活动舌头可促进唾液分泌，吃饭时应有意识地细嚼慢咽，每日每餐尽量食用有嚼头的、膳食纤维含量丰富的食物。

此外，为避免加重胃部负担，要注意吃饭吃八分饱，睡前2小时不宜进食。

相克：人参与胡萝卜同时食用，可能会引起腹胀、腹痛加重肠胃负担，同时也不利于营养成分的吸收。

胡萝卜拌柠檬

柠檬中的谷氨酸也有预防口臭的作用

材料（2人份）

胡萝卜 100克
柠檬 半个
Ⓐ（盐1/4小勺，蜂蜜1/2小勺，橄榄油1小勺）

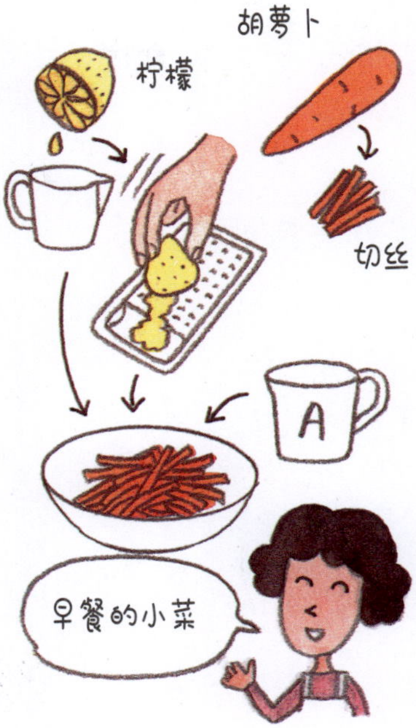

制作方法

❶ 胡萝卜切丝；柠檬洗净后榨汁，柠檬皮取出切碎，留用。

❷ 把Ⓐ与胡萝卜丝混合调味，加入柠檬果汁和柠檬皮。

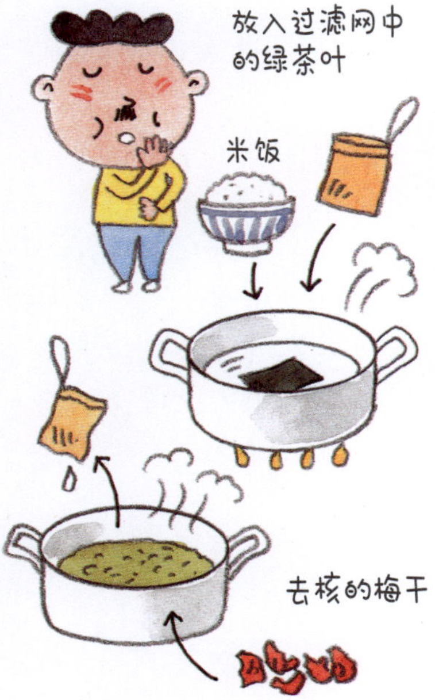

绿茶梅干粥

肠胃功能不调引发口臭时，宜食用此粥

材料（2人份）

绿茶叶 适量
水 600ml（可酌量增减）
煮汤用的海带5cm见方 1片
米饭 1碗
梅干2个

制作方法

将水和海带放入锅中煮开；将绿茶叶放入过滤网中或用纱布包好后与米饭一起放入锅中，小火煮至适宜硬度后取出绿茶包，加入梅干搅拌即可。

体臭 Body odor

摄取具有杀菌作用的食物，控制动物脂肪的摄入

适量摄入油脂可以保护皮肤，但过多摄入容易引起体臭。汗腺所分泌的汗液本身无色无味，但是与皮脂混合后易产生细菌，会发出臭味。而位于腋下的汗腺所排出的汗液中，含有油脂、铁、尿素等物质，致使汗液本身就带有异味。

当动物脂肪摄取过量时体味会加重，应尽量控制食用含动物脂肪较多的食物。应食用具有杀菌作用、消除体臭效果的食物。

大豆

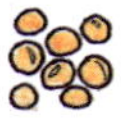

大豆制品中含有的异黄酮，具有强烈的抗氧化作用，可预防细胞氧化，起到预防体臭的效果。且大豆制品中含有大量优质蛋白质，可补充人体所需的能量。

裙带菜孢子叶

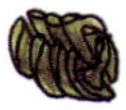

裙带菜孢子叶中富含的褐藻糖胶，能帮助机体将带有臭味的汗液排出体外。此外，裙带菜孢子叶的矿物质含量丰富，对身体健康有益，可减轻体臭。

相克：大豆中含有丰富的钙质，而酸奶中含有的化学成分会影响钙的消化吸收，故不宜同食。

泡澡时使用含有醋、酶的沐浴露，可预防体臭

洗澡时，在澡盆中加入2~3杯醋。醋中含有的谷氨酸有杀菌作用，可使皮肤保持弱酸性，防止细菌繁殖。放入食醋也可以，但放入竹醋和木醋效果更佳。

酶可以将汗腺和皮脂腺中堆积的污垢、皮脂分离出来并除去。因此，洗澡时可使用加入了酶的沐浴露。

豆奶土司

此菜肴不仅美味可口，还可抑制出汗，防止体臭

材料（2人份）

豆奶粉 6大勺
蜂蜜 适量
豆浆 适量
面包 2片

制作方法

将豆奶粉和蜂蜜混合搅拌，逐渐加入豆浆并搅拌，使其呈糊状，将其涂在烤得酥脆的面包片上即可。

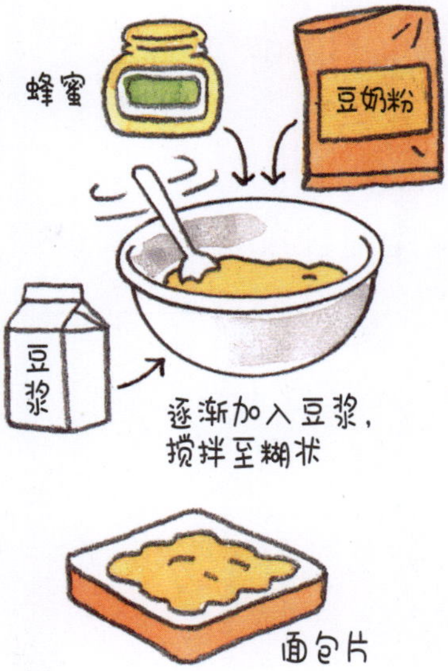

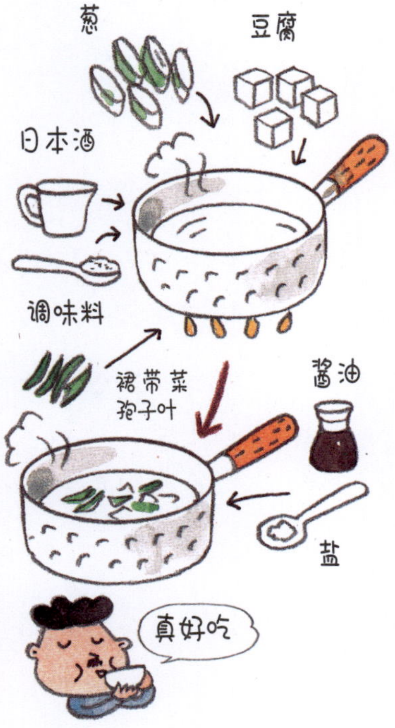

裙带菜孢子叶汤

加入米饭做成杂烩汤，可做宵夜

材料（2人份）

裙带菜孢子叶丝 80克
大豆腐 半块
大葱 半根
水 80ml
调味料、日本酒各少许
盐 1/2小勺
酱油 少许

制作方法

❶ 将豆腐切成小块；葱斜切段。
❷ 锅中加水煮至沸腾，加入豆腐、裙带菜孢子叶丝、葱段、调味料和日本酒，煮至葱叶变软后调入盐和酱油。

皮肤粗糙 Rough, Dry skin

尽量食用富含维生素的食物，同时也要防止脂肪的过量摄入

皮肤粗糙是因油脂分泌过剩、血液运行不畅、睡眠不足、便秘、压力过大等原因引起的。因生理或更年期障碍引起的激素分泌紊乱时，肌肤容易变得粗糙。

在日常饮食中应有意识地多摄入富含维生素的食物。为了保持皮油脂分泌正常，不要过多地摄入脂肪。

荔枝

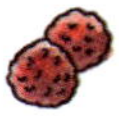

荔枝中维生素C的含量丰富，可以使肌肤和头发保持光泽。荔枝还具有镇静安神、缓解压力的效果，可以预防因压力过大而引起的皮肤粗糙。

鸡肉

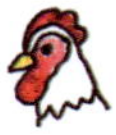

鸡肉中含有大量的优质蛋白质，可促进皮肤的新陈代谢，产生新的健康皮肤；鸡肉中人体所需的必需氨基酸含量均衡；鸡皮中则含有丰富的骨胶原，具有美肌效果。

青椒

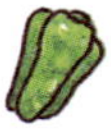

青椒富含各种维生素，尤其是β-胡萝卜素和维生素C的含量尤为丰富，可以有效缓解皮肤粗糙。青椒中的叶绿素具有抗氧化作用，可以起到预防肌肤衰老的效果。

相克：荔枝与异烟肼同食，可引起身体不适，宜易引发不良症状。

熬夜是皮肤的大敌

夜晚皮肤的新陈代谢旺盛，熬夜会使代谢紊乱，容易引发皮肤粗糙。此外吸烟也有损肌肤健康。

荔枝草莓酸奶

草莓中维生素C含量丰富，和荔枝一起食用具有3倍美容效果

材料（2人份）

荔枝（罐装或冷冻也可）80克
草莓 100克
酸奶 80克
冰 适量
蜂蜜或砂糖（白糖） 1大勺（酌情加减）
柠檬汁 少许

制作方法

荔枝去皮、去核；草莓洗净，去蒂。所有材料放入搅拌机中，混合搅拌后即可。

荔枝去核方法

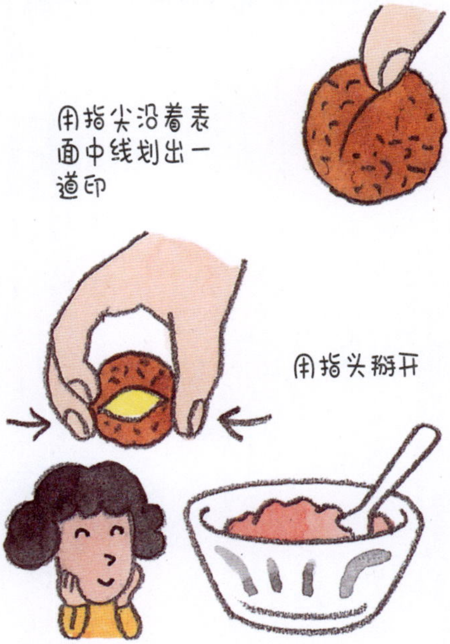
用指尖沿着表面中线划出一道印
用指头掰开

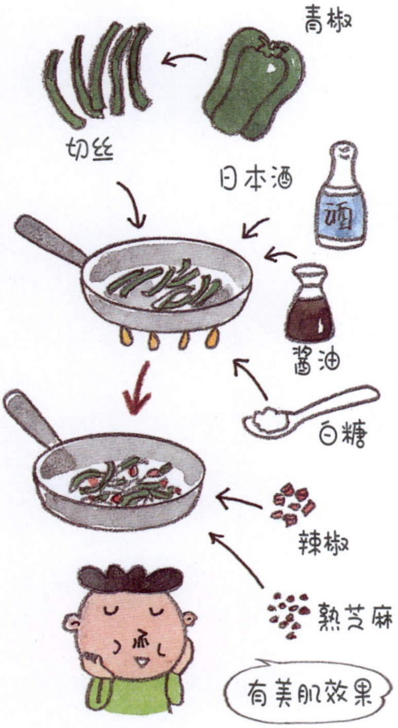
青椒
切丝
日本酒
酒
酱油
白糖
辣椒
熟芝麻
有美肌效果

素炒青椒

青椒营养丰富，可预防感冒

材料（2人份）

青椒 3个
辣椒 适量
日本酒 少许
酱油 1/2小勺
白糖 1小勺
熟芝麻 适量
芝麻油 少许

制作方法

❶ 青椒切丝，辣椒切片。
❷ 炒锅中放入芝麻油预热，放入青椒翻炒，加入日本酒、酱油和白糖继续翻炒。关火后撒入熟芝麻和辣椒片即可。

皮肤斑·雀斑 Bloth/freckle

预防黑色素沉积，维生素C的摄入很重要

当人体照射到紫外线时，为了保护皮肤，便激发了体内黑色素的活性，老化的角质层细胞残留在肌肤表面，黑色素沉积在皮肤表面形成斑。

维生素C可预防因紫外线照射而出现的黑色素沉积，起到预防雀斑及皮肤斑的作用。与预防细胞老化的维生素E一同摄入，效果更佳。此外，还应注意摄入足量的维生素B_2，促进皮肤的新陈代谢。

猕猴桃

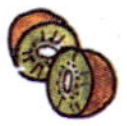

猕猴桃作为具有美肤功效的水果而为人们熟知，其维生素C含量丰富，是预防皮肤斑及雀斑必不可少的营养水果。此外，维生素C和维生素E具有强烈的抗氧化作用，能够预防癌症。

海苔

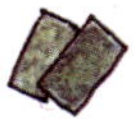

海苔中含有丰富的矿物质，可预防黑色素沉积。此外，海苔中的维生素C耐热性较强，在烹调海味时加入其中，可使味道更为鲜美。推荐食用烤干的海苔。

在紫外线照射强烈的4~9月份，应注意涂抹防晒霜

为了不产生雀斑，在紫外线较强的时期要及时涂抹防晒霜，尤其是在每年4~9月，紫外线照射很强烈，因此在盛夏以外的时期也需小心。

白天在室内时也会照射到紫外线，因此也要多加注意。

相克：猕猴桃和黄瓜不宜同时食用，否则会破坏维生素C的吸收与利用。

猕猴桃三明治

在受到大量紫外线照射的日子里，可作为早餐或甜点食用

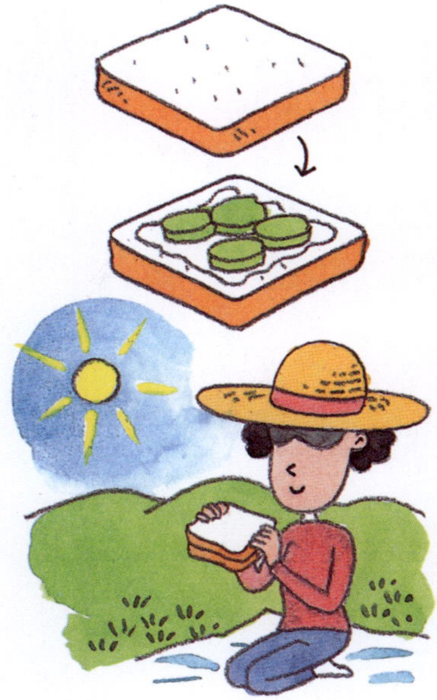

材料（2人份）

猕猴桃 1个
面包片 4片
奶油 适量（可酌情增减）

制作方法

猕猴桃去皮，切薄片。面包片涂上奶油，夹上猕猴桃片即可。

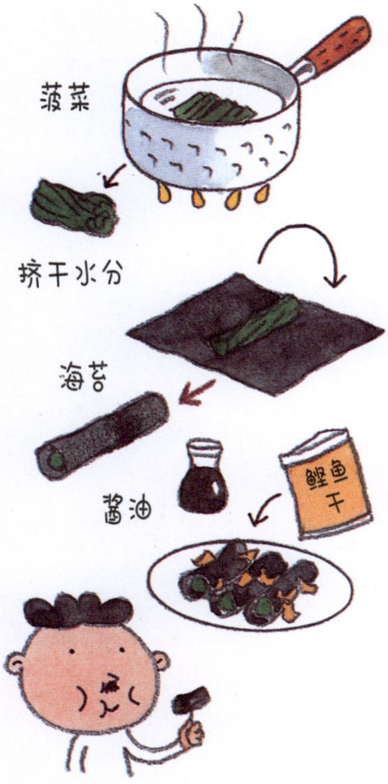

海苔卷菠菜

菠菜也有美肤效果，可作为下酒菜食用

材料(2人份)

干海苔 1张（20cm见方即可）
菠菜 半捆
鲣鱼干 适量
酱油 少许

制作方法

将菠菜放入热水焯熟，捞出后放入冷水过滤，挤干水分。将菠菜放在海苔上卷成圆筒状，切段并撒上鲣鱼干和酱油即可。

痤疮 Pimple

控制脂肪和糖分的摄入，健康饮食

过量分泌的皮脂堆积、堵塞毛孔，引起的炎症即为痤疮，常见于激素分泌旺盛的青春期到20多岁的年轻人。睡眠不足、便秘、压力过大等原因可能使痤疮恶化。

平日的饮食应注意脂肪和糖分的摄入。尽量摄入有抑制炎症，同时有美肌效果的富含维生素的食物。肥肉、坚果、巧克力、奶酪、黄油等容易引起痤疮并使之恶化，要注意避免过量食用。

豌豆荚

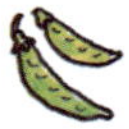

豌豆荚中既含有豆类的优质蛋白质，又含有青菜类的β-胡萝卜素和维生素C，营养丰富。β-胡萝卜素和维生素C有抗氧化作用，美容效果倍增。豌豆荚所含的必需氨基酸中的赖氨酸有助于蛋白质合成，促进肌肉组织的生长。

蘑菇

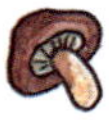

蘑菇具有提高免疫力、抑制痤疮炎症的作用。其膳食纤维含量丰富，可以消除便秘，避免痤疮进一步恶化。与鲜蘑相比，干蘑的营养价值更高。

相克：蘑菇与蒜不宜同时食用，否则会对健康不利。

健康小贴士

阳池穴

穴位位置：位于手背第四指骨根部，与腕部横纹交会处。

按摩方法：将拇指置于此穴位，用力按压刺激2分钟，以局部感到酸胀为宜，双手交替操作。

功　效：可改善皮肤问题。

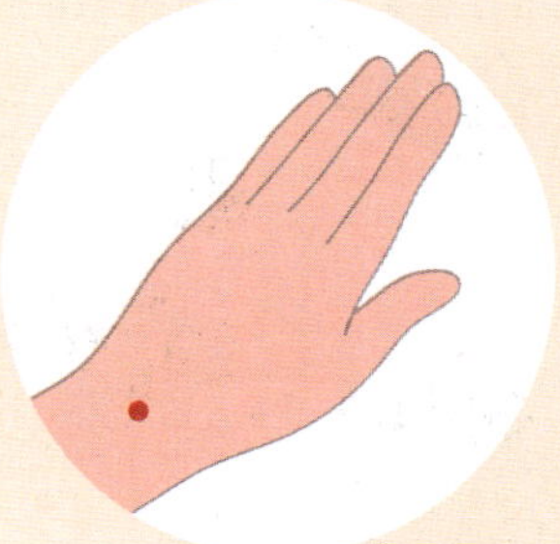

豌豆饭

春季是豌豆上市的季节，生食营养价值更高

材料（2人份）

豌豆荚 100克
米 400克
盐 少许
日本酒 少许

制作方法

❶ 豌豆荚去筋络，在放盐的热水中焯一下，切成2cm左右的段。
❷ 将米蒸熟，加入少许盐和日本酒继续煮，再加入❶，整体搅拌即可。

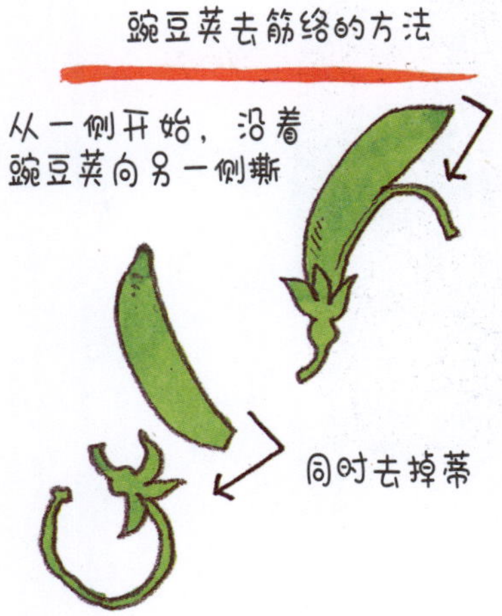

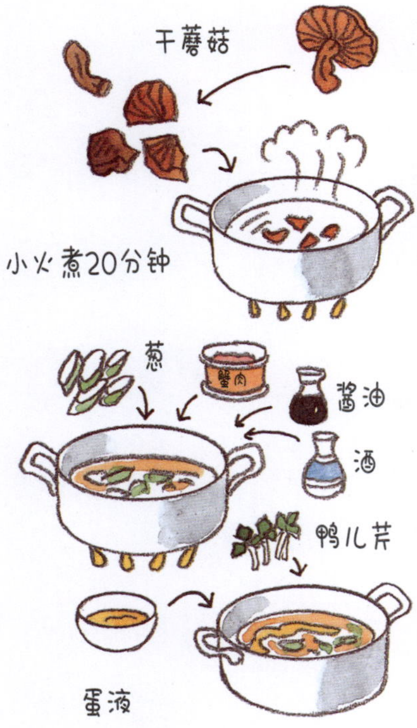

蟹肉蘑菇汤

干蘑菇煮后营养更丰富，美味健康

材料（2人份）

干蘑菇 4片
长葱 半根
鸭儿芹 半捆
水 600ml
蟹肉罐头 80克
酱油 半勺
日本酒 少许
鸡蛋 1个

制作方法

❶ 将干蘑菇泡发，去掉菌柄，切成小块；长葱切片；鸭儿芹切段。
❷ 将干蘑菇放入水中小火煮20分钟左右。
❸ 改为大火，加入葱、蟹肉、酱油、日本酒煮至葱变软后，打入蛋液搅拌，关火。加入鸭儿芹搅拌即可。

健康饮食的秘诀

饮早茶好处多

茶中含有的单宁、皂角苷等有助于预防疾病的成分很丰富。因此，处于陌生环境中或工作、学习压力大时，饮茶可以增强身体免疫力，保护身心健康。

味噌汤乃长寿之汤

这句话是指味噌汤的长寿功效很明显，应多多饮用。在调查百岁老人的生活时发现，大部分老人都有日饮一次味噌汤的习惯。

体内产生的活性氧是细胞老化的主要原因，皂角苷、维生素E等有去除活性氧的作用，味噌汤中富含这些营养元素，日饮一次味噌汤，有抗衰老的作用。

吃荞麦面，喝荞麦汤

荞麦中含有的芦丁可加固毛细血管，稳定血压，但芦丁是水溶性的，在煮荞麦面的时候芦丁就会溶在面汤中，因此一般在荞麦面馆中，起面的时候会另外上一碗面汤，一定不要忘了喝哟！在蘸料中加入荞麦面汤也很美味，注意不要摄取过多的盐分，所以要适量饮用。

淡饮食，薄穿衣

饮食要清淡，吃饭八分饱，微冷天气也不要穿太厚的衣物。日常饮食要注意控制盐分摄入，可预防高血压，远离心脑血管疾病。做饭时要充分利用煮出的汤汁，即便要控制盐分，也不会使食物失去美味。

薄穿衣既能保护皮肤，又可帮助人体提高抵抗力，不过若感到寒冷时也不要勉强。

吃萝卜，晒萝卜叶

人们吃萝卜的时候都会选择将萝卜叶扔掉，其实萝卜叶晒干后食用，对人体有很大益处。现在市场上出售的萝卜通常都会切掉萝卜叶再出售，以前并不是这样，人们将萝卜叶悬挂在廊檐下，晾晒保存，在煮汤或烧菜时放入一点，味道会更鲜美。萝卜叶中含有丰富的β-胡萝卜素，维生素C、钙、铁、膳食纤维等含量也很丰富。

买药不如买豆吃

多食用纳豆、豆腐等豆制品，可以保证健康身体，抵抗疾病入侵。大豆制品中优质蛋白质含量丰富，同时还含有维生素、矿物质等身体必不可少的营养元素，豆制品像是一种综合营养剂，对人体益处颇多。养成经常食用的习惯，可提高免疫力。

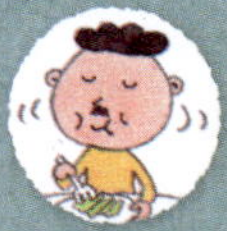

第二章

疾病的预防

日常生活中保证健康饮食，
才能预防重大疾病。

失眠 Insomnia

应多食用可以合成褪黑激素的食物

入睡困难、睡眠过浅、醒来过早等睡眠质量较差的症状统称为失眠，健康人群往往会因为压力过大、不安感增加而出现失眠症状。

如果无法入睡，人容易产生急躁情绪，进而更加难以入睡。所以，此时应保持心绪平静，就寝前最好饮用一些镇静安神的饮料。色氨酸可以协助脑内松果体合成褪黑激素，改善失眠症状，因此，应注意适量摄入。

豆浆

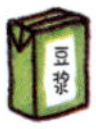

大豆制品中色氨酸含量丰富，而且豆浆口感温润、易消化，趁热饮用更是暖人心脾。

香蕉

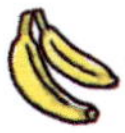

松果体合成褪黑激素需要血清素作为原料，而香蕉中富含大量色氨酸，可供人体合成血清素。血清素有缓解压力、改善睡眠的效果。

相克：环丙沙星与豆浆同食会减少药物的吸收，不利于药物发挥其疗效。

健康小贴士

失眠穴

穴位位置：位于双足后跟的中心，当足底中线与内、外踝尖连线的交点处。

按摩方法：将拇指置于此穴位，顺时针用力按压1分钟左右。

功　效：可以促进全身血液流通，放松身体，有助于睡眠。

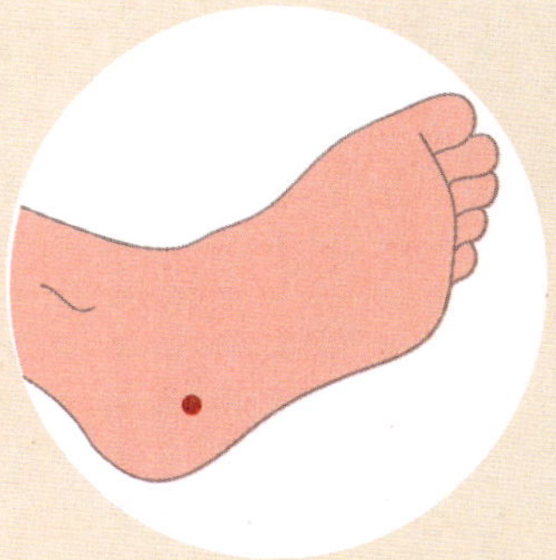

咖啡因和电磁波妨碍睡眠，应尽量避免

咖啡、红茶、绿茶中含有的咖啡因妨碍脑部松果体正常分泌激素，因此在晚上入睡前不要饮用。

另外，电脑、手机、电视等发射出的电磁波对脑部松果体分泌有不良影响，因此，入睡前应关闭电视、电脑，不要将手机放在枕边。

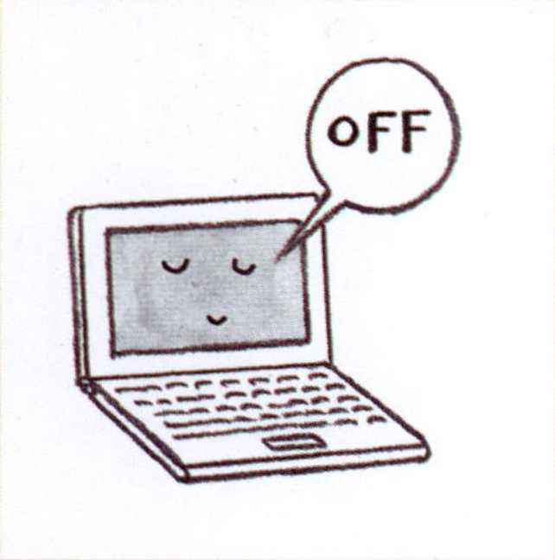

茉莉花茶

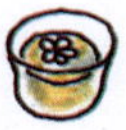

茉莉花茶中独特的香味具有安神作用。中医认为，其可以通气血，对抑郁、焦躁不安、胸闷等也有相当疗效。因压力过大而失眠时，可适当饮用，有平心静气之功效。

奶酪

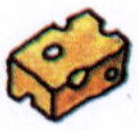

在制成奶酪后，牛奶中含有的蛋白质经过加工得以浓缩，色氨酸的相对含量极高，作为安神静气的食材再好不过，即便是廉价的加工型奶酪效果也同样明显。

相克：奶酪与羊肉不宜同食，因为两者功能相反，奶酪中的酶易与羊肉产生不良反应。

鲣鱼

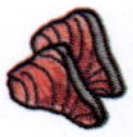

色氨酸在合成血清素时需要维生素B_6，而鲣鱼中恰好同时含这两种物质，做饭时只要撒上几颗鲣鱼干即可，非常方便，还可以添加在各种菜肴中。

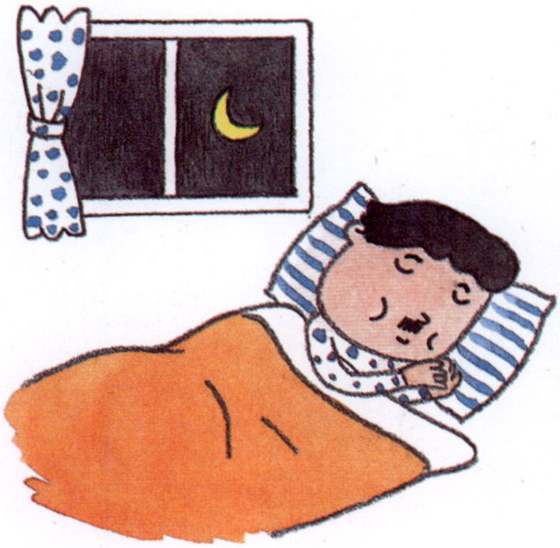

热豆奶

睡觉前喝一杯热豆奶，身体暖烘烘的

材料（1人份）

豆浆 200ml
大豆粉 3大勺
蜂蜜 适量

制作方法

将所有材料放入杯中充分混合，放入微波炉（600W）中加热1～2分钟即可。

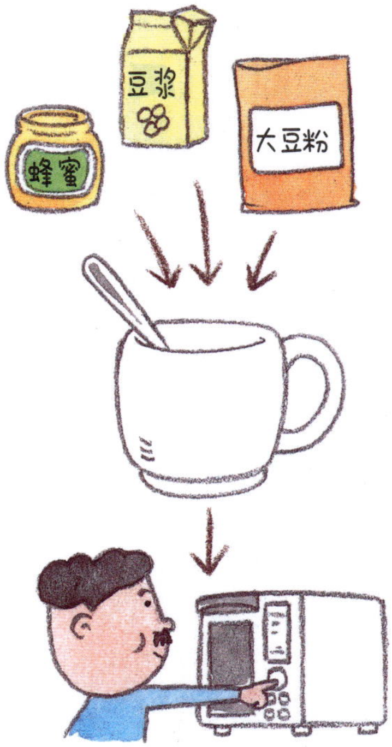

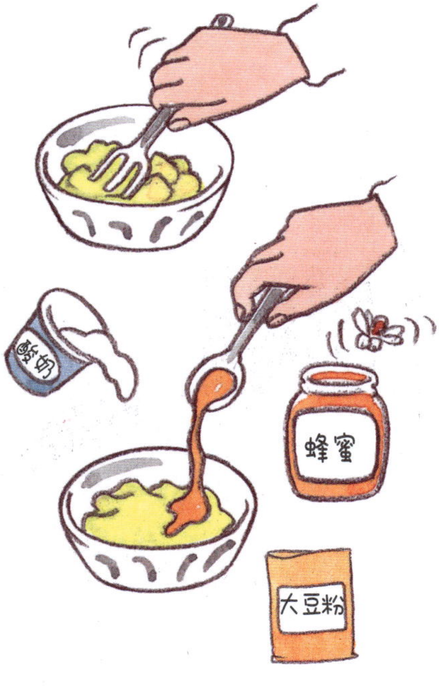

香蕉酸奶

酸奶中色氨酸含量丰富，早上喝一杯酸奶有助于体内合成血清素

材料（2人份）

香蕉 1根
酸奶 300克
蜂蜜 1大勺
大豆粉 1大勺

制作方法

将香蕉捣碎，与酸奶混合在一起，加入蜂蜜、大黄豆粉拌匀即可。

鲣鱼汤

制作简便，有助于睡眠

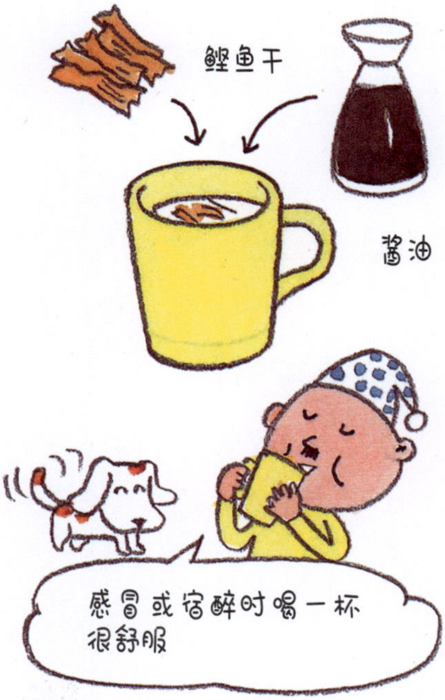
鲣鱼干
酱油
感冒或宿醉时喝一杯
很舒服

材料（1人份）

鲣鱼干 适量
酱油 2～3滴
热水 200ml

制作方法

将鲣鱼干放入碗中，滴入酱油，加入热水混合搅拌即可。

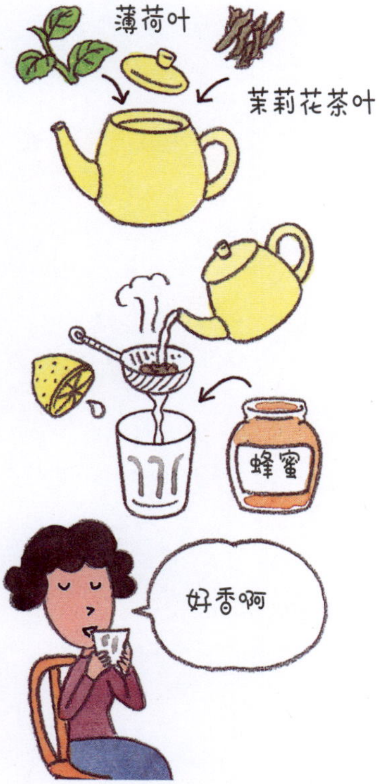
薄荷叶
茉莉花茶叶
蜂蜜
好香啊

薄荷蜂蜜茉莉花茶

薄荷清凉爽口，入睡前喝一杯，精神会比较放松

材料（1人份）

茉莉花茶叶 1小撮
薄荷叶 少许
热水 200ml
蜂蜜 1/2大勺
柠檬汁 适量

制作方法

❶ 将茉莉花茶叶和薄荷叶放入茶壶中，注入热水。
❷ 用滤茶网过滤茶水，倒入玻璃杯中，加入蜂蜜和柠檬汁即可。

多汗症 Hyperhidrosis

改善饮食习惯，食用富含维生素B_2、维生素E等具有抗氧化作用的食物

多汗症会给人们的日常生活带来很多烦恼，比如手心大量出汗没法跟人正常握手，腋下出汗多而浸透衣服等。多汗症的原因有很多，如压力过大、饮食不规律、激素分泌紊乱等。

维生素B_2、维生素E对改善多汗症有良好的效果，同时配合食用其他具有抗氧化作用的食物，效果更佳。此外，油脂、辛辣类、咖啡因等具有发汗作用的食物应注意适量摄入。

南瓜

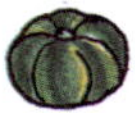

南瓜中维生素E的含量是蔬菜中最为丰富的。维生素E具有抑制活性氧活动的作用，可改善多汗症。南瓜皮的营养价值比果肉更高，做菜时最好不要去皮。

豆浆

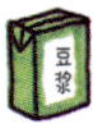

大豆等豆制品中异黄酮含量丰富。异黄酮与女性雌激素效果相近，可抑制过度出汗。

苹果

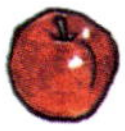

苹果中含有抗氧化物质花青素，属于多元酚的一种，同时还富含维生素C，具有强身健体、抵抗压力的作用。对于因压力过大引起的多汗症有明显效果。

减肥可以预防多汗症

人体过于肥胖时容易引起多汗症，养成运动的习惯，不仅可以消除压力，还能改善肥胖症状，从而预防多汗症。

煮南瓜

南瓜中维生素E含量丰富，放凉后食用效果更佳

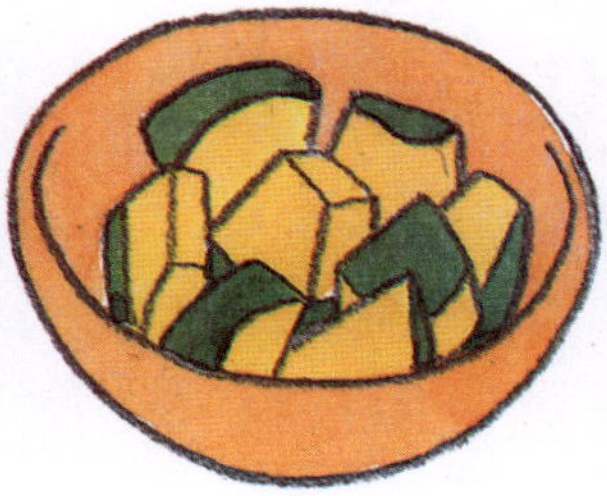

材料（2人份）

南瓜 1/8个
水 100ml
白糖 3大勺
日本酒、酱油各 2大勺

制作方法

❶ 去除南瓜子和瓤，用保鲜膜包好放入微波炉（600W）中，加热1分半钟后取出，切块。

❷ 将所有材料放入锅中用大火煮，沸腾后改为小火，盖上锅盖煮至南瓜变软即可。

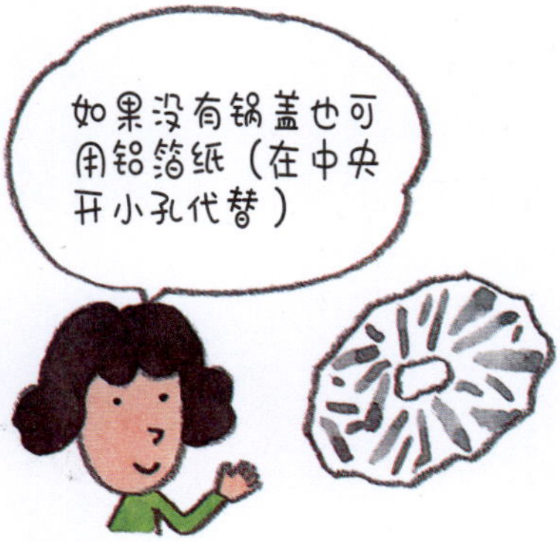
如果没有锅盖也可用铝箔纸（在中央开小孔代替）

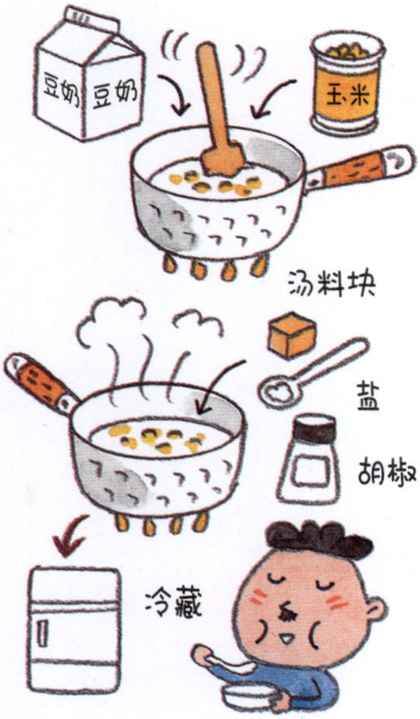
豆奶
豆奶
玉米
汤料块
盐
胡椒
冷藏

玉米豆奶汤

食用冷饮不宜出汗，玉米可降低身体温度

材料（2人份）

豆奶 400ml
玉米罐头 100克
汤料块（固体） 1块
盐、胡椒各少许

制作方法

将豆奶和玉米放入锅内，调整火候，使其不要沸腾，并搅拌。加入汤料块、盐、胡椒调味，关火，放凉后置于冰箱冷藏，可随时取出饮用。

花粉症 Hay fever, Pollinosis

在菜谱中加入能够提高身体免疫力的食品和加强黏膜抵抗力的食品

免疫系统将入侵体内的花粉作为异物试图排出体外，而引起的打喷嚏、流鼻涕、眼酸等症状，是花粉症的典型症状。很多植物的花粉都会引起花粉症，其中早春的柳絮最常见。近年来花粉症的发病年龄日趋下降，呈现低龄化，小孩子也有可能患上此病。

最好及时摄入维生素A和维生素B_2，可以强化黏膜抵抗力，提高人体免疫力，还可摄入维生素C以强化血管。

大马哈鱼

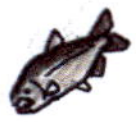

大马哈鱼含有所有的B族维生素，特别是维生素B_2，可以保护肌肤和黏膜，保持健康状态，还有温暖肠胃的作用，可以通过调整肠胃状态，提高免疫力。

绿茶

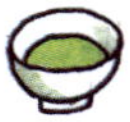

绿茶中含有儿茶素，可改善花粉症引起的过敏反应。此外，也富含维生素C，除饮用外，也可用于各种料理，连茶叶一起食用的抹茶，营养效果更佳。

酸奶

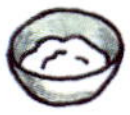

乳酸菌可调整胃肠状态，提高体内的免疫力，预防并改善花粉症。纯酸乳酪含有维生素A，可强化黏膜。

清洗鼻腔和眼部

花粉到处飘散的季节，回家后除了洗手、漱口外，最好再清洗一下鼻腔和眼部。过敏反应严重时，可洗澡。

大马哈鱼意面

大马哈鱼和紫苏搭配食用可以更好地防治花粉症

材料（2人份）

大马哈鱼干 1块
紫苏 20片
腊肉 2片
蒜 1瓣
酱油 1大勺
意大利面 20克
海苔丝 适量
橄榄油 1大勺

制作方法

❶ 将大马哈鱼干去刺，切块；紫苏切小片；腊肉切1cm宽的块；蒜切片。

❷ 煎锅中放入橄榄油和蒜片，小火煸香后加入大马哈鱼干和腊肉，中火翻炒，加入酱油，备用。

❸ 将意大利面煮熟，略硬时捞出过滤，浇上橄榄油。

❹ 将❸放入❷中翻炒，加入紫苏搅拌，取出盛入盘中，撒上海苔丝即可。

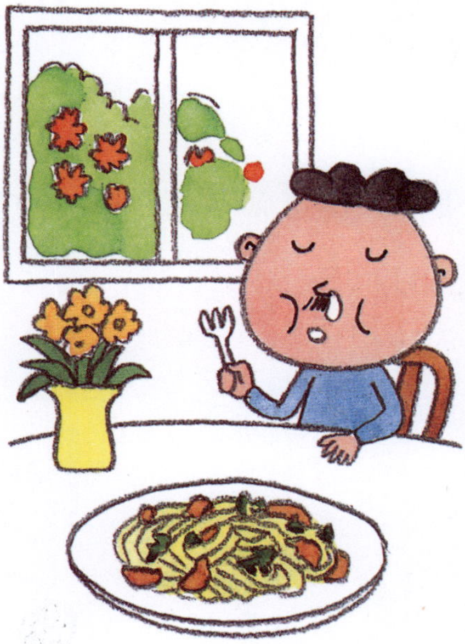

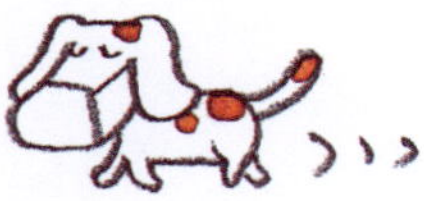

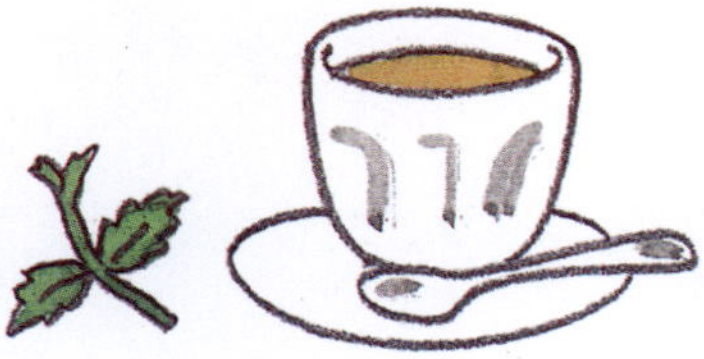

薄荷抹茶果冻

薄荷叶的清凉味道可疏通堵塞的鼻腔

材料（2人份）

抹茶 1/2小勺
薄荷叶 少许
热水 300ml
蜂蜜 50克
Ⓐ（明胶5克，水2大勺）

制作方法

❶ 将抹茶和薄荷叶放入锅中，加入热水，煮1～2分钟。捞出薄荷叶，加入蜂蜜充分搅拌。

❷ 将Ⓐ材料混合，加入到❶中，中火煮1分钟左右，稍凉后倒入杯中，凝固后置于冰箱冷藏，可随时取出食用。

高血压 High blood pressure

钾可以将多余的钙排出体外，稳定血压

收缩压140mmHg（18.67kPa），舒张压90mmHg（12kPa）以上即为高血压，高血压会引发心脏病和大脑疾病，也会引发肾功能衰退。

预防高血压必须减少盐分摄入，每日摄入的钠以食盐来衡量的话，男性要低于9克，女性低于7.5克，已患有高血压的病人应低于6克。蔬菜水果中所含的钾可将多余的钠排出。此外，便秘和高血压也有关系，因此应注意摄入膳食纤维。

白菜

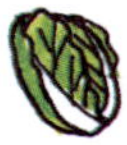

白菜中钾和膳食纤维的含量丰富，可将多余的钠排出体外，预防高血压。此外，白菜中维生素C的含量也很丰富，可增强黏膜的抵抗力，当感冒或皮肤干燥时可发挥功效。

芋头

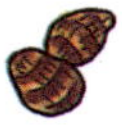

芋头独特的黏滑果肉中，糖类和蛋白质结合而成的半乳聚糖能起到降低血压的作用。黏滑果肉中还含有黏蛋白，可强化肝脏功能。芋头中膳食纤维丰富。

相克：芋头与香蕉都是饱腹食物，所以同食会引起腹胀。

健康小贴士

太白穴

穴位位置：位于足底内侧，拇趾根部。

按摩方法：将示指置于此穴位的凹陷处向脚尖方向推压，以患者能忍受的程度为限，每日2~3次，每次3~5分钟。

功　效：可以控制血压。

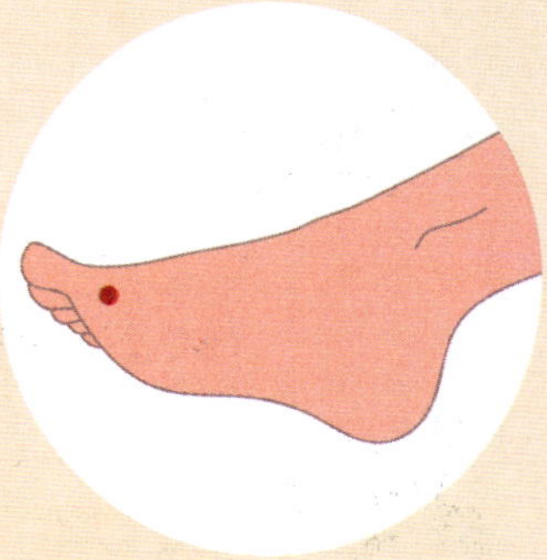

养成在家中测量血压的习惯

了解自己的血压情况对于预防高血压很重要，养成在家中测量血压的习惯。

适当的有氧运动、早睡早起等健康的生活习惯，可使血压维持正常水平。

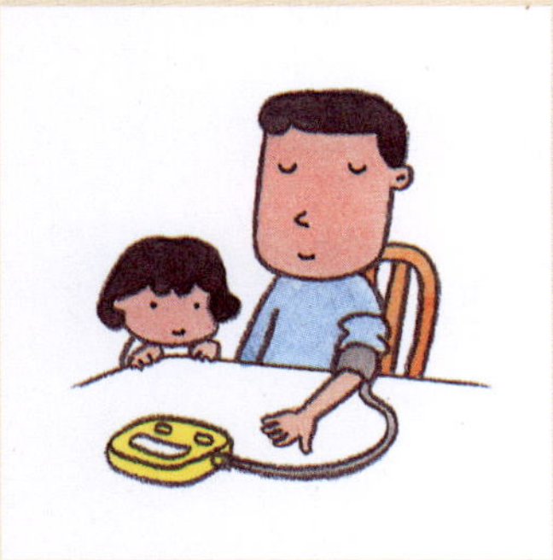

鳕鱼

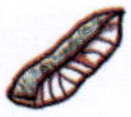

鳕鱼中钾含量丰富，推荐血压稍高的人食用，可温润身体，有利尿作用。鳕鱼中优质蛋白质含量丰富，可促进消化吸收，胃肠功能较弱的人也可放心食用。

海带

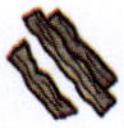

海带中的钾可以帮助排出血管内多余的钠，所富含的膳食纤维可缓解便秘，层粘连蛋白有降血压的功效。用来煮汤要控制盐分，煮出的海带汤味美可口。

相克：吃海带后不要马上喝茶，也不要立刻吃酸涩的水果，否则会阻碍铁的吸收。

甜瓜

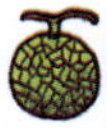

甜瓜中钾含量丰富，有利尿作用，除了预防高血压外，还可改善水肿和肾功能，同科目的西瓜也有类似效果。同时，甜瓜中膳食纤维和果胶含量丰富，可增强肠蠕动，可以快速将糖分转化为能量，促进体力恢复。

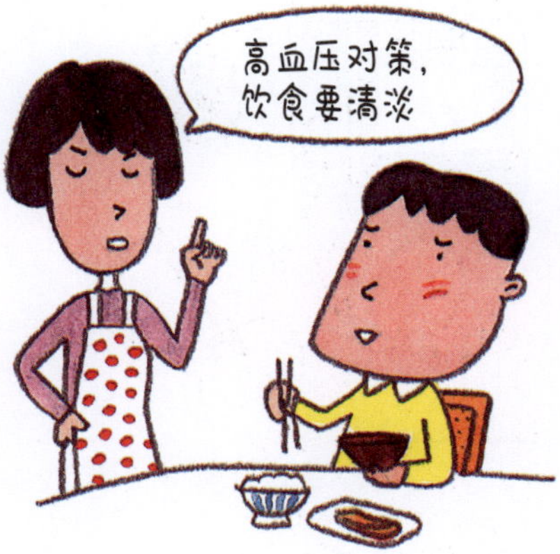

白菜汤

白菜、海带、茄子钾含量都很丰富，一起食用预防血压的效果可提高3倍

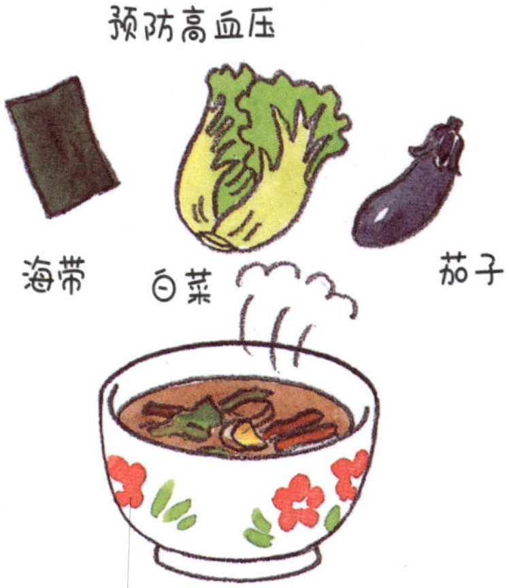

材料（2人份）

白菜 2片
茄子 1根
油炸豆腐 半块
煮汤用的海带8cm见方 1片
水 800ml
日本酒 1大勺
酱油 2大勺
盐 少许
芝麻油 1小勺

制作方法

❶ 将白菜和茄子切片；将油炸豆腐放在热水中去油，捞出切小块；海带切丝。

❷ 锅中放入芝麻油，放入❶清炒，然后加水煮开，蔬菜熟后放入日本酒、酱油、盐调味即可。

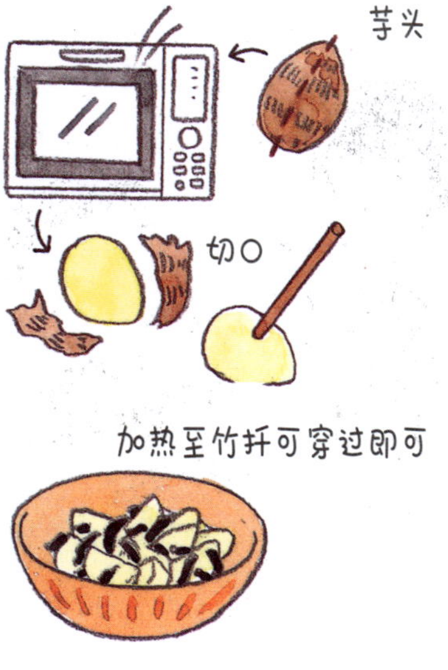

芋头羊栖菜沙拉

芋头可降低胆固醇，对生活习惯病有预防效果

材料（2人份）

芋头 4个
干羊栖菜 7克
Ⓐ（酱油1小勺，白糖1/4勺，姜泥少许）
Ⓑ（味噌、橄榄油各1小勺，蛋黄酱1大勺，白糖少许，五香粉少许）

制作方法

❶ 将芋头皮沿一圈划开小口，然后包上保鲜膜，用微波炉（600W）加热7分钟，取出后趁热去皮，切成1cm宽的半月形。

❷ 将羊栖菜放入水中泡发，挤干水分后，放入耐热容器中，倒入Ⓐ混合，放入微波炉（600W）中加热1分钟。

❸ 在沙拉碗中，将❶、❷、Ⓑ混合（也可根据个人口味加入其他调料）即可。

甜瓜奶昔

可排出体内多余的盐分，是健康饮品

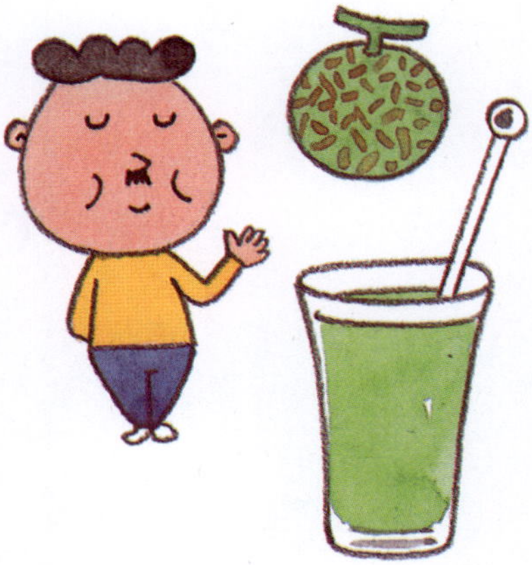

材料（1人份）

甜瓜 半个
豆奶 200ml
蜂蜜 适量

制作方法

甜瓜去皮,切小块，加入豆奶、蜂蜜，一同放入搅拌机混合搅拌，制成奶昔。

煎鳕鱼

煎鳕鱼可防止鳕鱼中水溶性钾流失

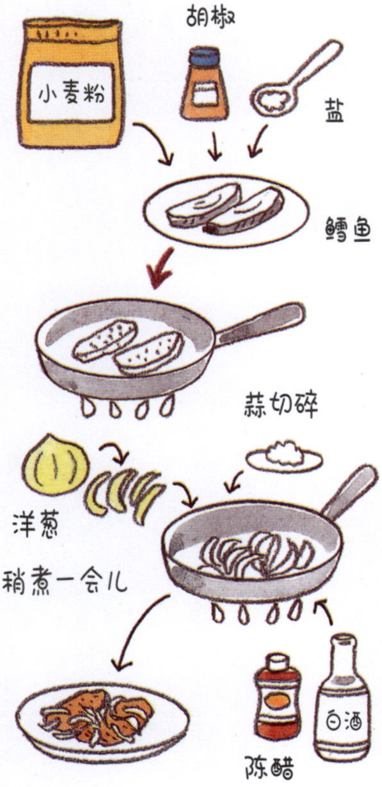

材料（2人份）

生鳕鱼 2块
盐、胡椒各少许
小麦粉 适量
洋葱 1/4个
蒜 1块
陈醋 1大勺
白酒 少许
橄榄油 少许

制作方法

❶ 将盐和胡椒轻轻撒在鳕鱼块上涂抹均匀，裹上小麦粉；洋葱切薄片；蒜切碎。

❷ 煎锅中放入橄榄油加热，将鳕鱼两面煎熟，盛入器皿中。

❸ 煎锅中再加一些橄榄油，放入洋葱和蒜翻炒，加入陈醋和白酒稍煮一会儿，放入鳕鱼块即可。

低血压 Low blood pressure

通过调理肠胃，努力补充营养

身体必需的营养元素要尽量输送到各组织器官，血压过低时，很难有效地运送氧气和养分，会出现倦怠和眩晕的症状。

为了改善低血压，应该为身体补充必要的营养元素，如蛋白质、维生素、矿物质等，可有效恢复体力。同时，应食用可促进血液循环的食物，使血液运行通畅，营养和氧气便可以及时输送至身体各组织器官。即使没有食欲，也要养成一日三餐的习惯。

杏仁

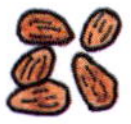

维生素B_1可以将糖有效地转化为能量，能改善低血压带来的疲劳及乏力感。维生素E具有抗氧化作用，可促进血液运行，恢复细胞生命力。

鲭鱼

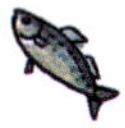

鲭鱼含有的DHA和EPA可以软化血管，使血液运行通畅。DHA和EPA比较易氧化，而鲭鱼中含有的维生素E可以有效预防氧化。此外，鲭鱼的优质蛋白质含量也很丰富。

相克：杏仁与狗肉同时食用会产生对身体有害的物质。

养成早睡早起的生活习惯，适量运动可增强体质

低血压的人早上很难早起，爱睡懒觉，经常感觉身体慵懒乏力，头脑也不清醒。要尽量养成早睡早起的生活习惯。

为了改善因低血压而引起的不适症状，要养成适度运动的习惯，增强体质，提高体能，促进血液循环。洗澡时保持适宜的水温，可促进血液循环。

杏仁南瓜三明治

该组合维生素E含量丰富，面包中铁的含量丰富

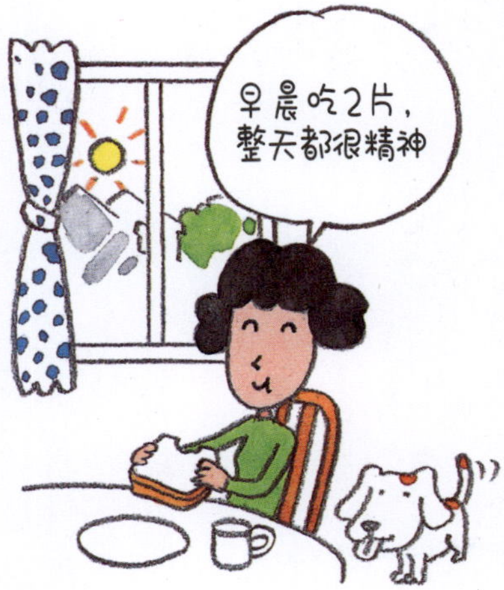
早晨吃2片，
整天都很精神

材料（2人份）

杏仁 50克
南瓜 150克
煮鸡蛋 1个
Ⓐ（蛋黄酱、无糖酸奶各1大勺）
盐、胡椒各少许
小麦面包 4片

制作方法

❶ 将杏仁放在煎锅中干炒后切碎；南瓜去籽和瓤，用保鲜膜包好放在微波炉中加热3分钟至变软；将煮鸡蛋切碎。
❷ 在碗中将南瓜捣碎，加入杏仁、鸡蛋、Ⓐ，搅拌，放入盐、胡椒调味。
❸ 将❷夹在面包片中即可。

西红柿煮鲭鱼

这道菜可促进血液循环，提高体力

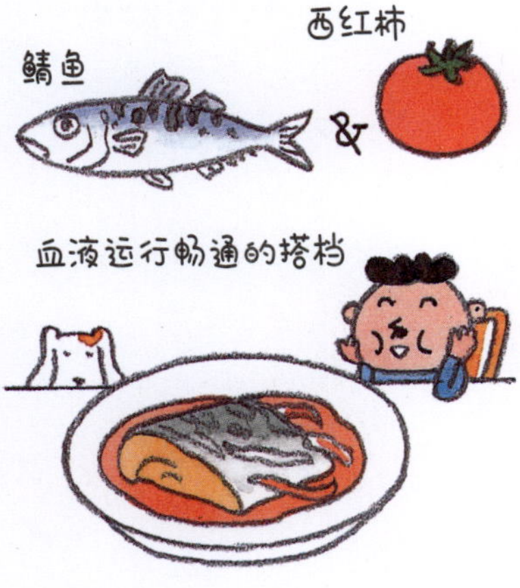
西红柿
鲭鱼
&
血液运行畅通的搭档

材料（2人份）

鲭鱼 2块
西红柿 2个
洋葱 半个
金针菇 半包
盐、胡椒各少许
橄榄油 少许

制作方法

❶ 盐撒在鲭鱼上，用烤箱将两面烤熟。
❷ 将西红柿放在热水中烫一下，去皮，切成小块；洋葱切薄片；金针菇掰开。
❸ 锅中放入橄榄油预热，放入洋葱和金针菇翻炒，然后放入鲭鱼和西红柿，煮至西红柿汤汁变干，放入盐、胡椒调味即可。

食物中毒 Food poisoning

新鲜的食材要充分加热，应经常摄取有杀菌作用的食物

因食用被细菌、化学物质污染过的食物而引起的各种不适症状，被称为食物中毒。如腹痛、腹泻、呕吐等，症状严重时会引起神经性损害，留下后遗症，更有甚者，会导致死亡。因此，不能轻视。

为了预防食物中毒，最好食用有防腐或杀菌功能的食物。食物购买后应尽早食用，充分加热也是很必要的。此外，不要忘记检查食物的保质期。

紫苏

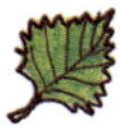

紫苏中的精油成分使其具有特殊的香味，同时该成分还具有强烈的防腐作用，对于预防食物中毒有良好效果，生吃食材时可与紫苏搭配食用。

芥末

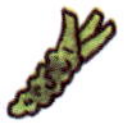

芥末中的辛辣成分可穿透鼻孔，切碎时产生的丙烯基芥子油有强大的抗菌效果，对细菌引起的食物中毒效果极佳。此外，还有很强的抗霉变作用。

相克：芥末与酒同食会助长酒精的麻醉作用，麻痹神经，使人疲惫、痿软。

经常洗手，消毒餐具、厨具，可预防食物中毒

饭前洗手和消毒餐具、厨具等，可有效预防食物中毒。此外，应注意不要将食材长时间放置于温度、湿度较高的室内或野外。即便是放在冰箱的冷冻室中，食品也有可能坏掉，因此，不要食用长时间冷藏的食物。

万一发生食物中毒，应立刻前往医院就诊，若因误判而使用止泻药物，极有可能使病情恶化，所以一定要遵医嘱。

紫苏苹果汁

将紫苏做成饮料可发挥其效果，加入蜂蜜具有抗菌作用

材料（1人份）

紫苏 8片
苹果 半个
水 150ml
蜂蜜 适量

制作方法

将紫苏和苹果切块，加入水和蜂蜜，放入搅拌机中搅拌。

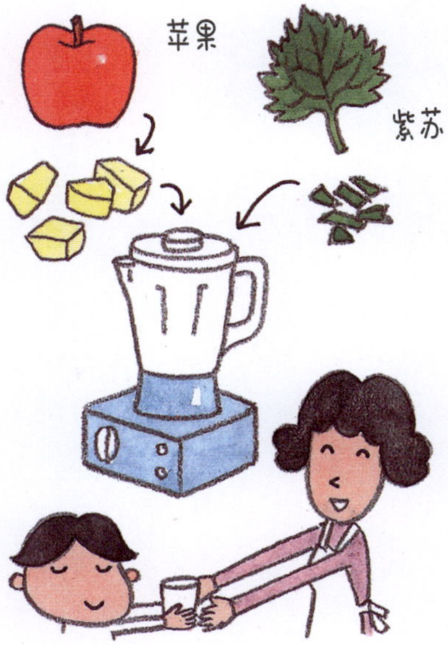

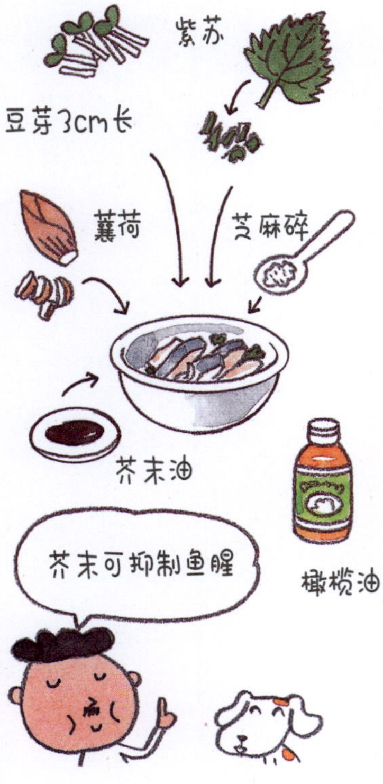

竹荚鱼肉松（蘸芥末油食用）

芥末可促进消化液分泌，预防便秘

材料（2人份）

竹荚鱼肉松 100克
紫苏 3片
豆芽 半袋
蘘荷 1块
白芝麻碎 1/2大勺
芥末油 适量
橄榄油 1大勺

制作方法

❶ 紫苏切片；豆芽去根切段；蘘荷切小块。
❷ 将❶、芝麻碎、芥末油、橄榄油浇到竹荚鱼肉松上，搅拌均匀即可。

糖尿病 …… *Diabetes*

积极地摄入膳食纤维，控制动物油脂摄入量

糖尿病是指胰岛素控制血糖的能力消失，不再分解葡萄糖而引起的疾病。高血糖的状态持续时会出现口渴、尿频、强烈的疲劳感、吃不胖等症状，症状恶化时会引起血管疾病、糖尿病神经病变等疾病。

适当摄取热量，保持饮食营养均衡。菌类食材中膳食纤维含量丰富，可缓慢控制血糖值上升，因此要尽量多食用菌类。同时应注意不要过量摄入动物油脂。

裙带菜

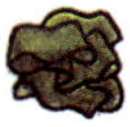

裙带菜因富含海藻酸而呈现出光滑的果肉，可有效降低胆固醇，其含有钾、钙等矿物质，热量较低。因此，对于减少热量摄入有着积极疗效。

糙米

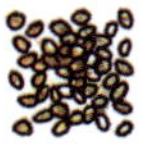

糙米中含有丰富的维生素E等抗氧化物质，其膳食纤维的含量是白米的6倍。因此，可有效预防糖尿病。与白米相比，糙米需要充分咀嚼，且不可食用过多。

忌：吃过量的抗生素药品。过量服用抗生素会诱发糖尿病。

保证每日三餐，每餐适量

防止肥胖虽然是预防糖尿病必不可少的一环，但也不可因为减肥而减少进餐次数，这样很可能导致进餐量增加，则消耗胰岛素的量也会增加，那么就会加重胰腺负担，导致脂肪在体内堆积，反而得不偿失。正确的饮食习惯是保证每日三餐，每餐尽量吃到八分饱即可。

每天适量运动，对降低血糖也很有帮助。

裙带菜香菇汤

此菜肴膳食纤维含量丰富、热量低，可有效防止血糖急剧上升

材料（2人份）

干裙带菜 3大勺
姬菇（也可用平菇代替） 1袋
大葱 半根
水 600ml
Ⓐ盐1小勺，胡椒、日本酒各少许
芝麻油 少许

制作方法

❶ 将姬菇去根，掰成瓣；葱斜切薄片。
❷ 锅中放水，烧至沸腾，加入裙带菜和❶，熟后加入Ⓐ调味，关火前淋上芝麻油即可。

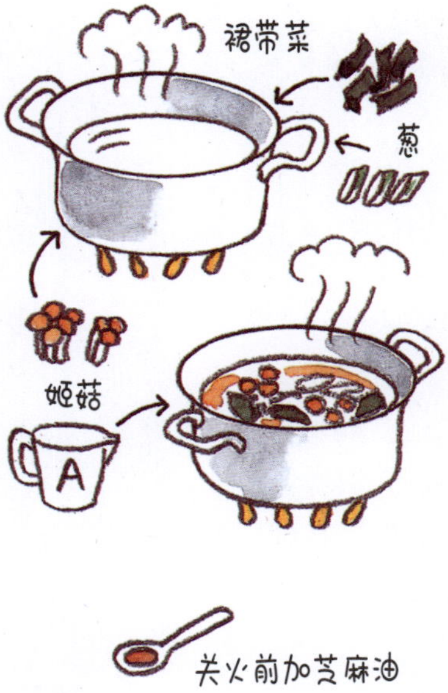

糙米味噌团子

用糙米制作的健康点心，充分咀嚼可防止消化不良

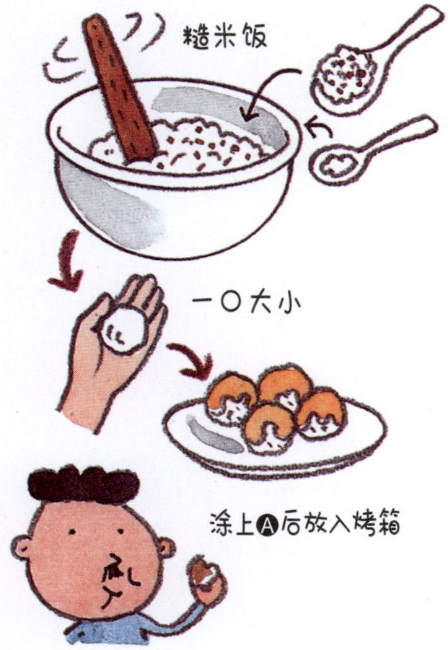

材料（2人份）

糙米饭 2碗
盐 少许
Ⓐ（味噌1大勺，碎芝麻1.5勺，白糖半勺，蛋黄1个，酱油少许）

制作方法

❶ 将糙米饭和盐放入盆中搅拌至一定黏稠度，用手团成一口大小的饭团。
❷ 混合材料Ⓐ，制作成调味汁。
❸ 将调味汁涂在❶上，用烤箱烤至变色即可。

癌症 Cancer

饮食中维生素C的含量丰富，盐分、油脂含量适中，可预防癌症

致癌物质伤害了部分细胞的遗传因子，这种伤害持续积累时就会引发细胞癌变。饮食不规律、运动不足、压力过大、过度疲劳、睡眠不足等不良习惯，容易引发癌症。

人们普遍认为β-胡萝卜素、维生素C、维生素E具有抗癌效果。还应尽量食用各种健康食品，保证营养均衡，从而预防癌症。另外，应注意油脂和盐分摄入不要过多。

菜用黄麻

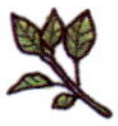

阿拉伯语中将其称为“帝王菜”，有极高的营养价值，特别是β-胡萝卜素和维生素C含量丰富，对预防癌症有着明显效果。其叶子的光滑成分可以有效降低胆固醇。

平菇

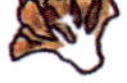

菌类中含有的多糖——葡聚糖，可保证免疫功能正常运转，抑制癌细胞繁殖，其中平菇的效果尤为显著，具有整肠作用，可消除便秘。

此外，平菇有滋补强壮、利尿消肿的功效，还可以降低胆固醇，是老年人、心血管疾病患者的保健食品。

养成运动习惯，远离香烟

为了预防癌症，要养成定期运动的习惯，除了要预防肥胖外，也须及时通便，排出致癌物质，提高心肺功能，将污染的空气排出体外。此外，抽烟会提高致癌风险，不但要禁烟，也应该注意不要吸二手烟。适量饮酒对预防癌症也是有帮助的。

黄麻马铃薯汤

马铃薯、洋葱和菜用黄麻具有预防癌症的作用。

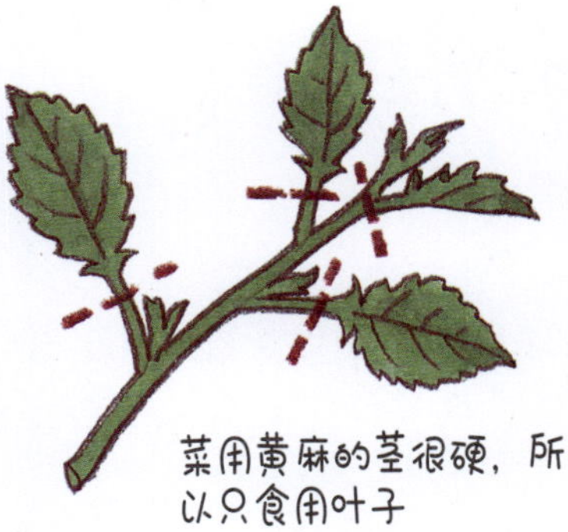

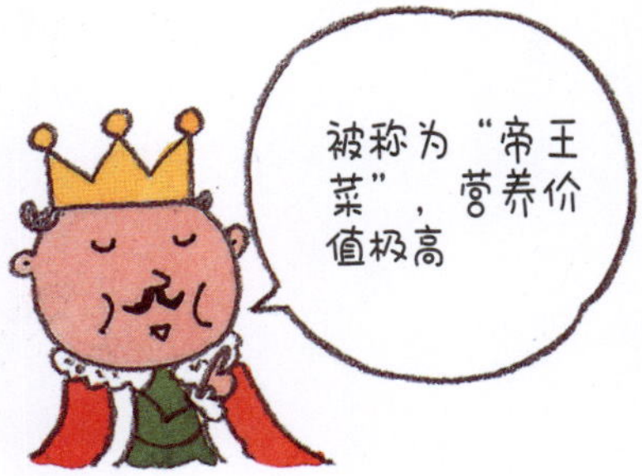

材料（2人份）

菜用黄麻 半捆
马铃薯、洋葱各半个
蒜 1块
水 400ml
汤料块 半块
盐、胡椒各少许
橄榄油 少许

制作方法

❶ 将黄麻叶摘下，用热水焯一下，去除水分，用菜刀切细丝；马铃薯切小块；洋葱和蒜均切薄片。

❷ 锅中放入橄榄油和蒜，小火煸香，加入马铃薯和洋葱，用中火翻炒。

❸ 放入水、汤料块、黄麻叶煮3分钟，加入盐和胡椒调味即可。

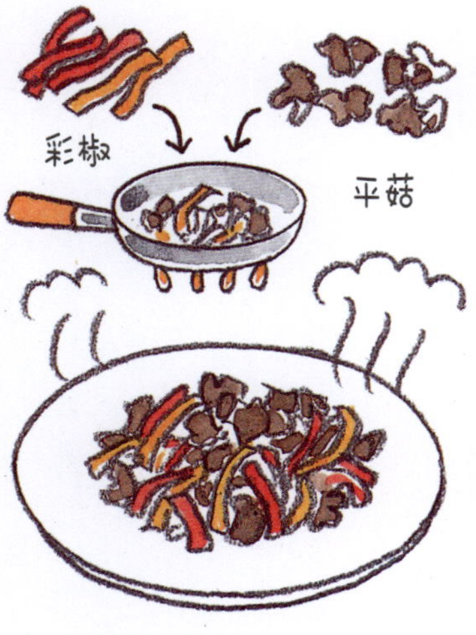

彩椒炒平菇

彩椒能提高人体免疫力，是一道色、香、味俱全的佳肴

材料（2人份）

平菇 100克
红、黄彩椒各 1个
酱油 1小勺
盐、胡椒各少许
黄油 1/2小勺

制作方法

❶ 平菇掰成小块；彩椒竖切去籽，然后切段。

❷ 将黄油熔化在锅中，翻炒❶，加入酱油、盐、胡椒调味即可。

动脉硬化 Arteriosclerosis

饮食要注意不要让胆固醇和脂肪在血管内堆积

胆固醇和脂肪堆积在动脉内壁时，血管会变狭窄，影响血液流通。其成因有不良的生活习惯病、运动不足、吸烟等，长此以往，引发心脑血管疾病的风险就会增加。

控制胆固醇摄取的同时，应多食用降低胆固醇的食物，积极摄入具有抗氧化作用的β-胡萝卜素、维生素C、维生素E，效果更佳。

秋刀鱼

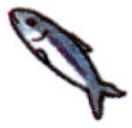

秋刀鱼中富含的EPA属于不饱和脂肪酸，能有效预防动脉硬化。其牛磺酸的含量也很丰富，可降低血液中的胆固醇。因此，为预防动脉硬化宜经常食用秋刀鱼。

洋葱

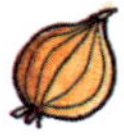

洋葱含有丰富的牛磺酸，可通畅血管，具有预防动脉硬化和高血压的作用。洋葱不可长时间泡在水中，以防止牛磺酸流失，效果减退。洋葱中还富含具有抗氧化作用的维生素C。

压力过大会增加动脉硬化的患病风险

经常处于紧张、压力过大的状态，血压和血糖值都会上升，血管负担加重而引发动脉硬化。

特别是不服输、责任感强、极度认真的人更要注意。要学会释放压力，调节自身情绪。

相克：洋葱与蜂蜜同食会引起眼睛不适，严重会引发失明。若发生中毒症状，应及时送医院。

秋刀鱼卷梅干

紫苏含有的β-胡萝卜素可以防止秋刀鱼中EPA被氧化

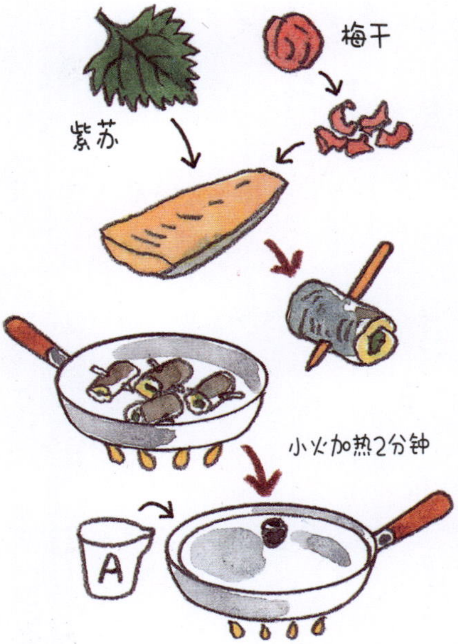

材料（2人份）

秋刀鱼干 2条
梅干 1个
紫苏 2片
Ⓐ（日本酒、陈醋各1大勺）
色拉油 少许

制作方法

❶ 梅干去核，用刀拍碎。
❷ 秋刀鱼一面涂上梅干，放在紫苏上，从两端开始卷，卷好后用牙签固定。
❸ 将锅中放油加热，❷放入锅中，中火两面煎熟，再放入Ⓐ，盖好锅盖，小火蒸2分钟即可。

洋葱鲣鱼片

洋葱中的牛磺酸可滤清血液，通畅血管

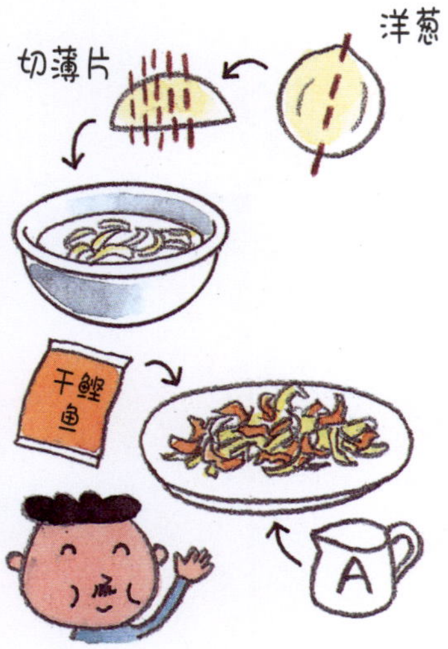

材料（2人份）

洋葱 1个
干鲣鱼 适量
Ⓐ（乌冬面露适量，醋或柠檬汁少许）

制作方法

❶ 洋葱切成两半，横切薄片以切断纤维，在冷水中浸泡10分钟后去除水分。
❷ 盛入器皿中撒上干鲣鱼，浇上充分混合过的Ⓐ即可。

溃疡 Ulcer

食用具有修复胃黏膜作用的食物，烹饪时尽量采用对胃部温和、无刺激的方法

因压力过大、抽烟、过度饮酒引起胃液分泌过剩，损伤胃黏膜和十二指肠黏膜，引发溃疡，导致胸口或左、右肋骨下疼痛，出现打嗝儿、胃灼热、呕吐、食欲缺乏等症状。食用可以抑制胃酸分泌，修复胃、十二指肠黏膜的食材。为了不加重胃肠负担，尽量保持饮食清淡，避免生、冷、硬、辣一类对胃肠有刺激的食物。

西蓝花

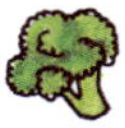

西蓝花被称为维生素的宝库，特别是β-胡萝卜素、维生素C含量丰富，可有效促进胃黏膜再生，改善溃疡，抑制幽门螺旋杆菌的存活，从而达到预防消化性溃疡的目的。

卷心菜

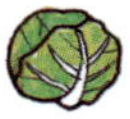

卷心菜中维生素含量丰富，特别是维生素U，可修复胃黏膜，预防和改善胃溃疡。其富含的硫和氯有利于增强胃肠的消化吸收能力。

健康小贴士

胃俞穴

穴位位置：位于人体背部正中，第12胸椎棘突下，左右旁开二指宽处（1.5寸）。

按摩方法：将示指置于此穴位，用力按压两侧胃俞穴各3分钟。

功效：可缓和因紧张、压力引起的胃部疼痛。

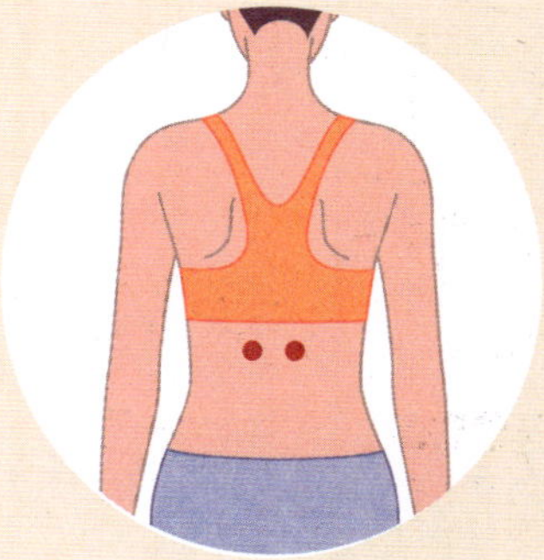

西蓝花炖冻豆腐

西蓝花茎也加入汤中，整个西蓝花的营养便不会丢失

材料（2人份）

西蓝花 半棵
冻豆腐 50克
水 500ml
Ⓐ（酱油3大勺，白糖、日本酒各1大勺，调味料少许）

制作方法

❶ 切掉西蓝花茎部，去皮后切块，然后将西蓝花花蕾部分切成小块；将冻豆腐放入温水中泡开，切成小块。

❷ 将Ⓐ放入水中加热，沸腾后加入冻豆腐和西蓝花茎，煮2分钟后加入西蓝花花蕾。

❸ 等西蓝花变得翠绿后关火，稍放置一会儿使其入味即可。

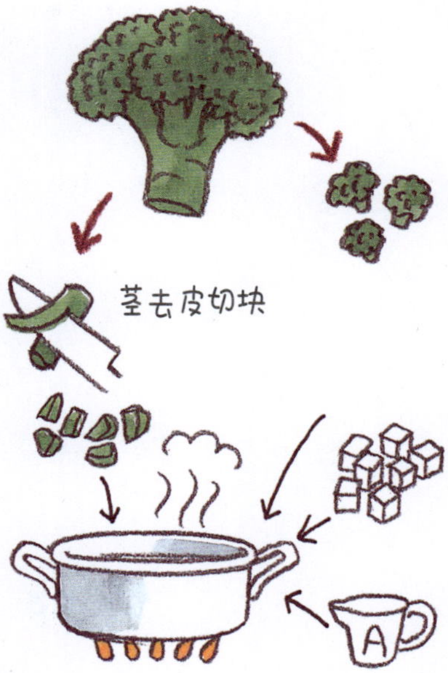

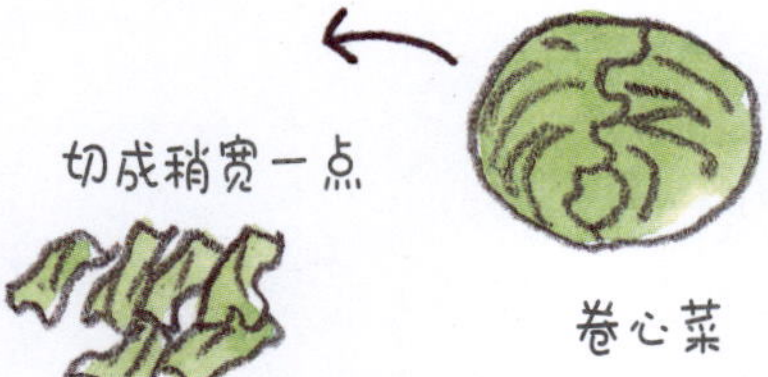

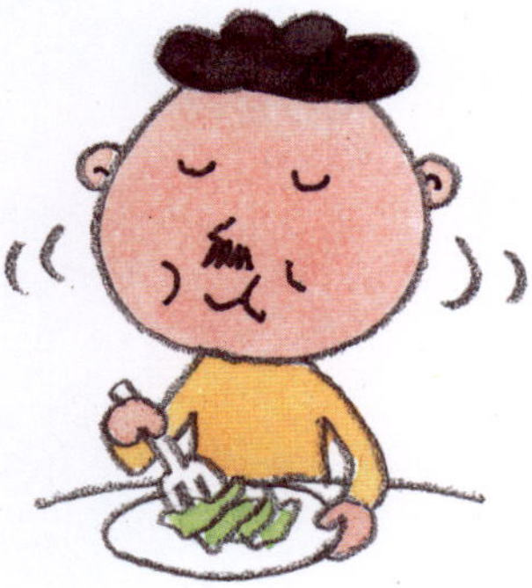

凉拌卷心菜

卷心菜含有可预防胃溃疡的成分，加热后效果减弱，所以尽量生食

材料（2人份）

卷心菜 3片
盐 适量
Ⓐ（醋1大勺，白糖、酱油各1/2小勺，橄榄油2小勺）

制作方法

❶ 卷心菜切成稍宽的丝，用盐揉搓一下使其变软，然后用水将盐粒冲洗掉。

❷ 将Ⓐ混合放入碗中，加入卷心菜搅拌入味即可。

骨质疏松 Osteoporosis

钙和维生素D可预防骨密度降低

构成人体骨骼的钙减少会导致骨头出现孔洞、变脆，容易发生骨折。此现象多发生在产后、哺乳期、更年期的女性身上。

摄入钙和优质蛋白质，可预防骨密度下降，维生素D会提高钙的吸收率，因此，应尽量一同摄入。磷会妨碍钙的吸收，所以平时尽量少食用含磷较多的加工食品。

牛奶

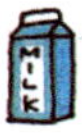

牛奶不仅钙含量丰富，而且牛奶中钙的吸收率很高。但牛奶性寒，体寒的人要加热后饮用。

樱虾

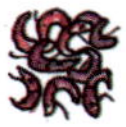

虾皮中钙的含量丰富，与虾肉一同食用，可以增加钙的摄入量。虾中的维生素E有抗氧化作用，牛磺酸可提高肝功能，预防衰老。

芥子菜

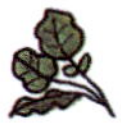

芥子菜的营养价值高，钙含量丰富，而且含有对胎儿发育很重要的叶酸，每100克芥子菜中含有成人每日所需叶酸量的1.5倍，推荐孕妇食用。

相克：菠菜与牛奶同食，会引起腹泻，若食后出现不良症状可以用绿豆解毒。

日光浴＋适量运动

适当晒太阳可促进体内产生维生素D，促进钙质吸收。运动可强化骨骼，要养成在室外运动的习惯。

豆芽炒虾

菌类中的维生素D可以更有效地促进钙质吸收

材料（2人份）

樱虾 3大勺
蘑菇 4片
豆芽 1袋
Ⓐ酱油1/2大勺，盐及味精各1小勺，胡椒粒适量，芝麻油1大勺

制作方法

❶ 蘑菇切细丝。
❷ 煎锅中加油，加入蘑菇丝和豆芽翻炒。
❸ 加入樱虾翻炒1分钟，加入Ⓐ，关火后加入胡椒粒混合翻炒即可。

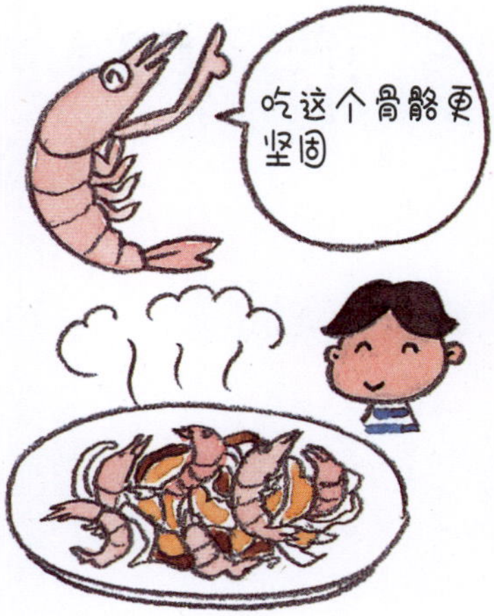
吃这个骨骼更坚固

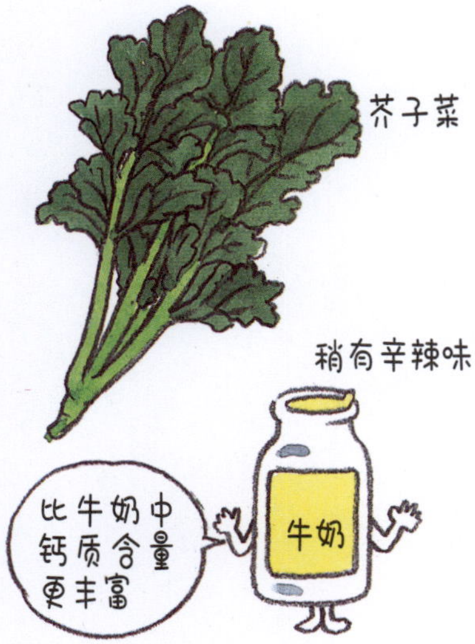
芥子菜
稍有辛辣味
比牛奶中钙质含量更丰富
牛奶

芥子菜炒饭

和鸡蛋一起吃可以提高钙的吸收

材料（2人份）

芥子菜 半捆
香肠 4片
大葱 半根
鸡蛋 2个
米饭 2碗
Ⓐ（盐、胡椒、味精各少许）
酱油 少许
芝麻油 2大勺

制作方法

❶ 芥子菜和香肠切成小丁；葱切丝。
❷ 锅中放入1大勺芝麻油，放入蛋液翻炒至金黄色，盛出。
❸ 加热剩余芝麻油，放入芥子菜、香肠、葱、米饭一同翻炒，然后加入❷混合，加入Ⓐ，沿锅边倒入酱油，整体翻炒均匀即可。
❷ 将❶、芝麻碎、芥末油、橄榄油浇到竹荚鱼肉松上，搅拌均匀即可。

高脂血症 Dyslipidemia

控制脂肪和胆固醇，注意摄取能量

血液中脂质含量过高的状态就是高脂血症，因肥胖、运动不足、过度饮酒而引起的高血脂，如果置之不理会导致心脑血管疾病和肾功能异常。

控制肥肉、鱼子等脂肪、胆固醇含量较多的食物的摄入量，尽量食用能够抑制上述营养素吸收的食物。同时，维持人体所需能量正常摄入也很必要，应养成早吃好、晚吃少的饮食习惯。

竹笋

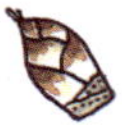

竹笋中含有丰富的膳食纤维，能有效抑制胆固醇的吸收，可以通便，保持肠道健康，且竹笋中维生素B_2含量丰富，可帮助脂肪代谢，预防肥胖。但因竹笋膳食纤维含量较多，不适合胃肠功能较弱的人食用。

大麦

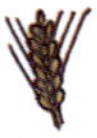

大麦含有丰富的膳食纤维，可在肠道内吸附胆固醇和中性脂肪，并将其排出体外。大麦除了可以加工成麦片与白米一同煮饭，还可用于各种菜肴之中。

海蕴

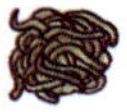

海蕴膳食纤维丰富，可排出体内的胆固醇和中性脂肪。海蕴水分含量较多，当胃中有大量水分时，就易形成饱腹感。由于其热量较低，所以即便吃得很饱，也不会使人发胖。

每天运动30分钟以上

改善高血脂的最佳方法就是每日进行30分钟有氧运动，如果持续运动30分钟有困难，也可分成2组进行。

竹笋炒魔芋

适合担心胆固醇过高的人食用

材料（2人份）

水煮笋 300克
魔芋 半个
Ⓐ（砂糖1大勺，甜料酒1/2大勺，盐1小勺）
酱油 2大勺
鲣鱼干 适量
芝麻油 少许

制作方法

❶ 将竹笋从根部切成1cm厚的片状，竹笋尖切成4等份；魔芋切2cm左右的小块，下水焯熟之后滤去水分。

❷ 锅中放芝麻油加热，翻炒❶。

❸ 加水至没过食材，煮至沸腾后加入Ⓐ，盖上锅盖煮7分钟左右，加入酱油，煮至汤汁减少到1/3。

❹ 关火前撒上鲣鱼干混合即可。

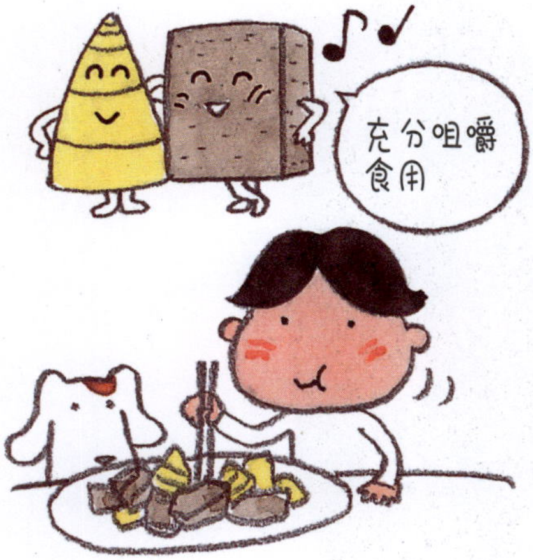

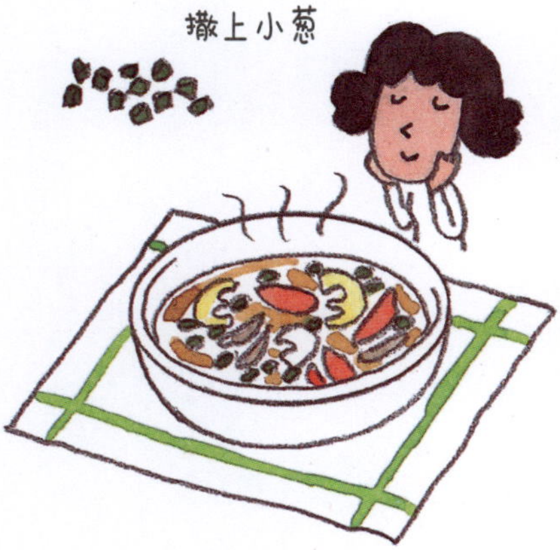

麦片根菜汤

丰富的膳食纤维可排出体内多余的中性脂肪和胆固醇

材料（2人份）

麦片 25克
莲藕 4cm
牛蒡 15cm
胡萝卜 1/4根
小葱 适量
水 450ml
鸡汁 2小勺
盐、胡椒各适量

制作方法

❶ 将莲藕、牛蒡、胡萝卜分别切成小块；小葱切丝。

❷ 锅中放入水、鸡汁、麦片、莲藕、牛蒡、胡萝卜，开火煮15分钟，煮的时候记得撇除浮沫。

❸ 加入盐和胡椒调味，盛入器皿中，撒上小葱即可。

性热、性寒的食材

体寒时怎么办

体寒时，血管易收缩，血液运行不畅，代谢能力和排泄能力下降。体温每下降1℃，免疫力大约降低30%，基础代谢量大约减少12%，体温为35℃时是癌细胞最容易增殖的环境。

通过运动、消除压力可以提升体温，更简单的方法是食用能温暖身体的食物，可以提高基础代谢率，从而加强免疫力，也可改善自主神经功能，强身健体，抵御疾病。

食物“阴阳”表

	阳性 能温暖身体的食材	**中间性** 介于阳性和阴性之间的食材	**阴性** 能让身体降温的食材
辨别的方法	·红色、黑色、橙色 ·北方产 ·水分少、坚硬 ·咸 ·根菜	·黄色至淡茶色 ·温带产 ·谷物	·青色、白色、绿色 ·南方产 ·水分多、柔软 ·酸 ·叶菜
蔬菜	·姜、辣椒 ·莲藕、萝卜 ·胡萝卜、牛蒡 ·洋葱、蒜 ·山芋、紫苏、韭菜等 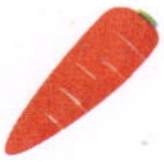	·南瓜、芋头 ·马铃薯、菠菜 ·油菜、卷心菜 ·西蓝花、山葵等 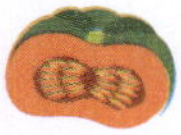	·黄瓜、西红柿 ·白菜、青椒 ·豆芽、茄子 ·秋葵、菌类等 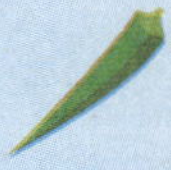
水果·坚果类	·栗子等	·草莓 ·苹果、樱桃 ·蓝莓、梅子 ·核桃、杏仁等 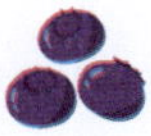	·柿子、葡萄柚、香蕉 ·西瓜、蜜橘、柠檬 ·猕猴桃等 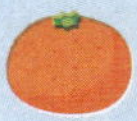
其他	·鱼贝类 ·肉类、蛋 ·纳豆、荞麦 ·奶酪、干梅 ·日本酒、红葡萄酒 ·红茶等 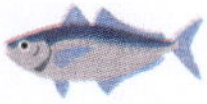 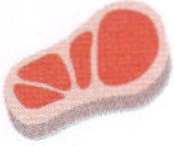	·油豆腐、大豆 ·乌冬面、大米、糙米 ·白芝麻、蜂蜜 ·酸奶、乌龙茶、烧酒等	·豆腐、面包 ·白酒、啤酒、水 ·牛奶、咖啡等 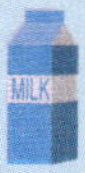

将“阴性”食物变成“阳性”食物的窍门

多数的叶类蔬菜都是“阴性”食物，会让身体降温发寒，但营养价值很高，应尽量食用，可通过不同的烹饪方法将此类“阴性”食物变成“阳性”。

加热

通过蒸、焯水、炒等加热方法使其变为“阳性”。

撒盐

盐可以排出食物中的水分，从而温暖身体。

发酵

使用可以发酵的材料，例如，牛奶是“阴性”食物，可通过将其发酵为奶酪而变成“阳性”。

中和

“阴性”的豆腐，可通过放入“阳性”的葱、姜等作料，减弱其阴寒之气，使食物整体倾向于“阳性”。

活用“阳性”调味料

盐、味噌、酱油都是“阳性”调味料，特别是通过加热蒸发而制成的酱油和味噌，具有很强的“阳性”效果。白糖是“阴性”食物，但是黑糖等带色的糖是“阳性”食物。“阴性”的醋和酱油等一起食用，可有效减弱其效果。

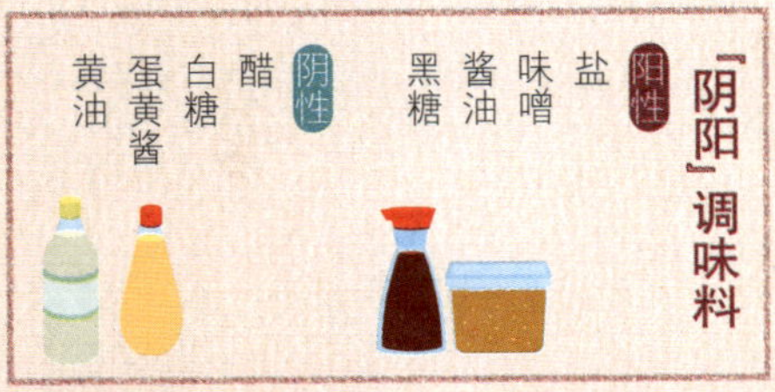

第三章

女性的烦恼

以食补调理身体，解决月经、怀孕、生产等
特殊时期给女性带来的烦恼

血液循环不良 Poor circulation

食用可以温暖身体，促进血液循环的食物

血液循环不畅会导致血液无法供应到身体的各个部位，从而产生体寒。多由循环系统疾病、不良生活习惯、压力过大或过度减肥等因素造成的。

改善体寒最重要的是多食用那些可以温暖身体的食物。青菜不要生食，尽量做成汤或炒菜食用。维生素E可促进血液循环，所以要尽量食用富含维生素E的食物，可有效预防体寒。

肉桂

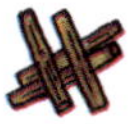

肉桂可以从内而外地温暖身体，是体寒之人首选的食材。可缓解因体寒而引起的腹痛、关节疼痛等症状，并可通过温热肠胃有效提高身体消化功能，对女性特有的生理疼痛也有明显的效果。

生姜

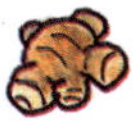

生姜中的辛辣成分姜油酮和生姜酚可以温暖身体、增强食欲，推荐胃肠功能较弱的人食用。

相克：狗肉与姜同食易助火伤阴，特别是火热阳盛之人忌食。

健康小贴士

足井穴

穴位位置：位于脚趾甲两侧，左右共20个。

按摩方法：用拇指按顺序依次揉搓穴位10~20次。

功效：可促进足部血液循环。

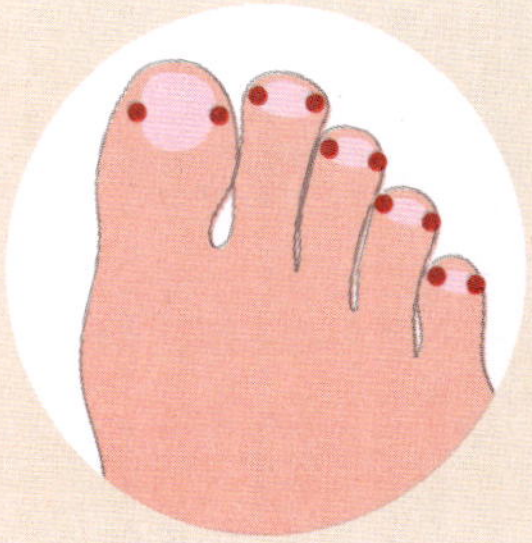

通过温暖肚子可将血液运送至四肢

人体感受到寒冷时，为了保护内脏，血液会集中在腹部，导致四肢供血不足。通过使用暖水袋或添加衣物来温暖身体，通畅血液循环，可以改善手脚发冷的症状。为了避免内脏寒冷，尽量不要食用冰镇的饮品。

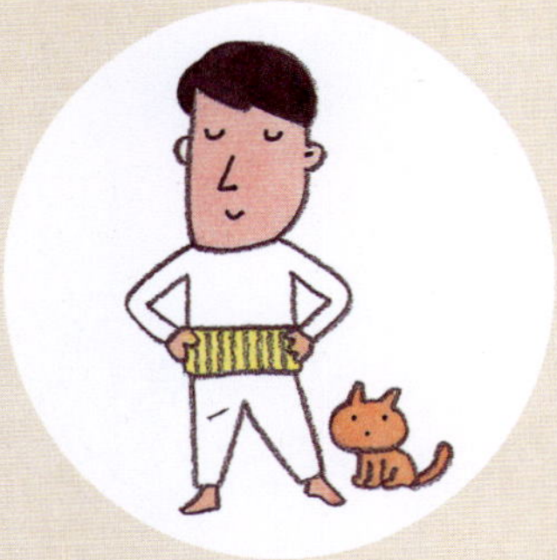

大蒜

大蒜可有效提高体温，温暖内脏，增强代谢，促进发汗。大蒜中的大蒜素可清理血液中的杂质，促进血液循环，有效预防高血压和动脉硬化。

辣椒

辣椒中的辛辣成分辣椒素能够促进血液循环，提升体温，效果立竿见影。只是辣椒的刺激性较强，过多食用会引起胃肠炎症，烹饪时应注意控制使用量。

青梗菜

青梗菜中含有的维生素E可促进血液循环，使血液能供应至末梢神经；铁可以帮助血液输送氧至全身各处。中医认为，青梗菜可有效促进血液循环，调整胃肠状态，提高代谢能力。

油菜按其叶柄颜色不同分为白梗菜和青梗菜两种。

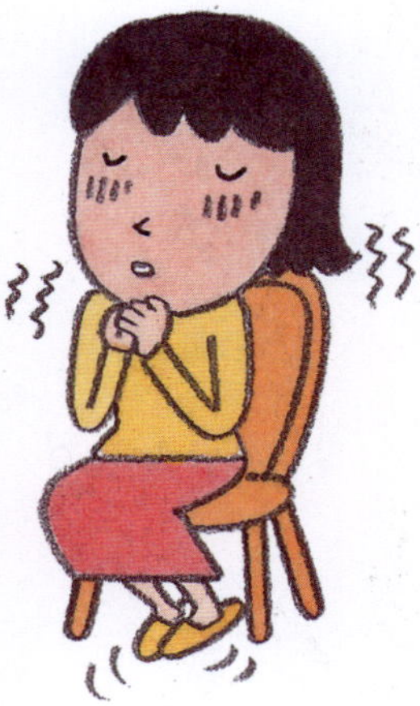

肉桂红酒

睡觉前喝一杯，身体暖烘烘的。可有效缓解痛经

材料（1人份）

肉桂粉 1小勺
红葡萄酒 150ml
橙汁或柠檬汁 适量

制作方法

将红酒和橙汁注入耐热的玻璃杯中，用微波炉加热1分钟，加上肉桂粉和蜂蜜，充分搅拌。

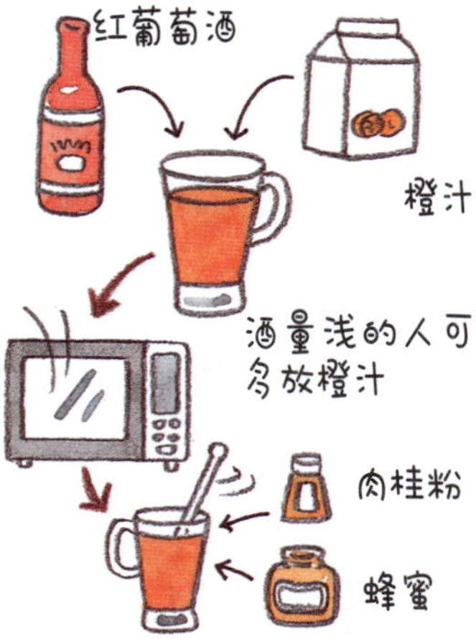

姜烧鲑鱼

可有效促进血液循环，改善体寒

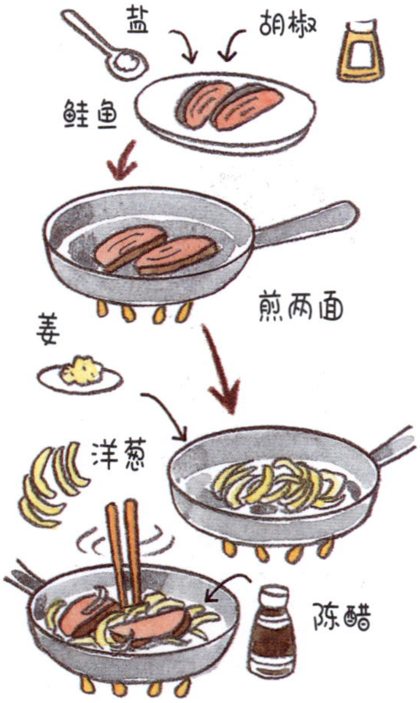

材料（2人份）

生姜 1块
生鲑鱼 2段
盐、胡椒各少许
洋葱 1个
陈醋 1大勺
橄榄油 少许

制作方法

❶ 将盐和胡椒撒在鲑鱼上；洋葱切薄片；生姜切碎。

❷ 煎锅中放入橄榄油加热，两面煎烤鲑鱼后取出。

❸ 再加入适量的橄榄油，放入洋葱和姜翻炒，洋葱变软后加陈醋，放入鲑鱼使其入味。

牛奶煮青梗菜

青梗菜中铁含量丰富，可改善贫血而导致的寒症

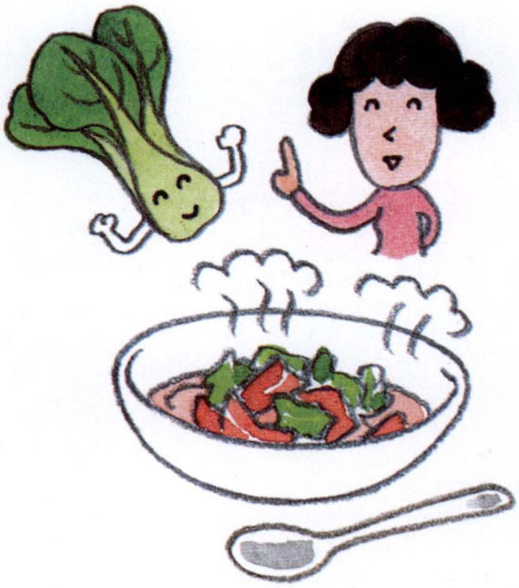

材料（2人份）

青梗菜 1棵
培根 2片
Ⓐ（牛奶100ml，鸡汁、盐、胡椒各少许）
水淀粉 1/2大勺

制作方法

❶ 青梗菜切成易食用大小；培根切1cm宽的片。
❷ 锅中放入培根翻炒至出油。
❸ 加入青梗菜翻炒，然后加入Ⓐ煮至沸腾，加入水淀粉勾芡即可。

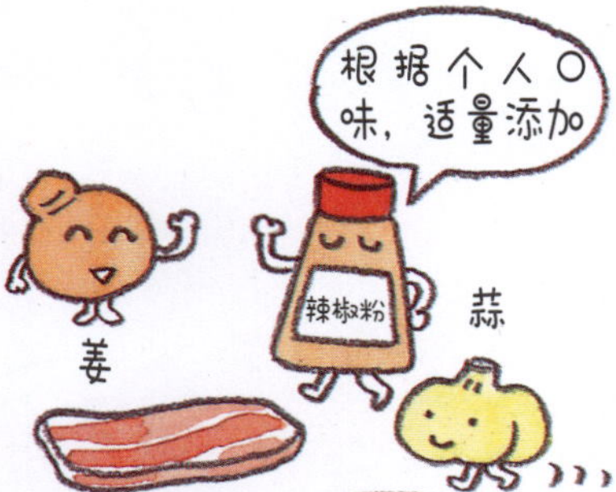
根据个人口味，适量添加
辣椒粉
姜
蒜

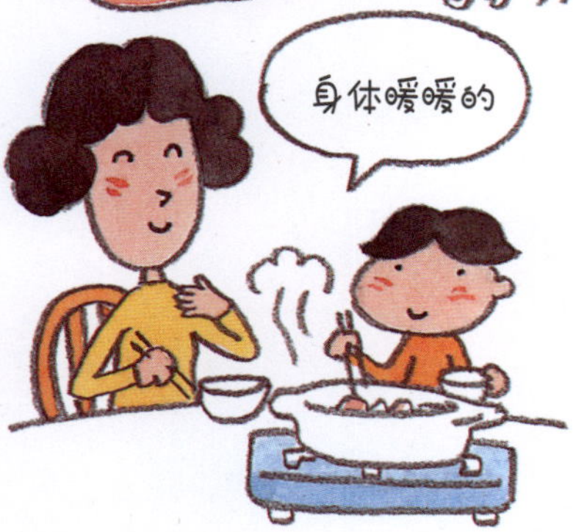
身体暖暖的

辣椒锅

能温暖身体，可根据个人口味调整辛辣程度

材料（2人份）

猪肉片 200克
蒜、姜各半块
胡萝卜 1根
葱 半根
韭菜 半捆
萝卜 1/8个
豆腐 半块
煮汤用的海带5cm见方 1片
Ⓐ（味噌、甜料酒各1大勺，鱼酱或酱油1小勺，辣椒粉1～2大勺）

制作方法

❶ 将蒜和姜切薄片，其他青菜和豆腐切适当大小。
❷ 锅中加七成水，放入蒜、姜、海带，煮至沸腾，加入猪肉、蔬菜和豆腐，用Ⓐ调味，煮至蔬菜变软即可。

贫血 Anemia

维生素C可以提高铁和蛋白质的吸收率，要注意补充

多数贫血都是因为血液中的血红蛋白减少而引起的，其中铁含量不足是血红蛋白下降的主要原因。因减肥而出现营养失衡，或内分泌不调的人群，胃液分泌不足，导致对铁的吸收不佳，因此易发生贫血。

蛋白质和铁都是生成血红蛋白的必需品，须充分摄入。此外，维生素C可以提高人体对蛋白质和铁的吸收率，应同时摄入。

肝

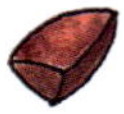

肝中含有的正价铁血红素，的吸收率大约高出植物性非正价铁的5~10倍，可有效补充铁元素。而且肝中还富含优质蛋白质和具有造血功能的维生素B_{12}，适合贫血人群食用。

鸡蛋

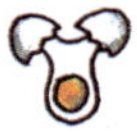

鸡蛋富含优质蛋白质、铁、维生素A、维生素B_2，可预防贫血。但鸡蛋不含维生素C，可与维生素C含量较高的蔬菜和水果搭配食用。

相克：鸡蛋中黏液性蛋白易和豆浆中的胰蛋白酶结合，产生一种不能被人体吸收的物质，降低人体对营养的吸收能力。

健康小贴士

志室穴

穴位位置：位于第二腰椎棘突下，旁开3寸处。

按摩方法：将示指指腹置于此穴位，向前按压刺激5~10分钟，每日2~3次。

功　效：可强健肾功能，提升造血能力。

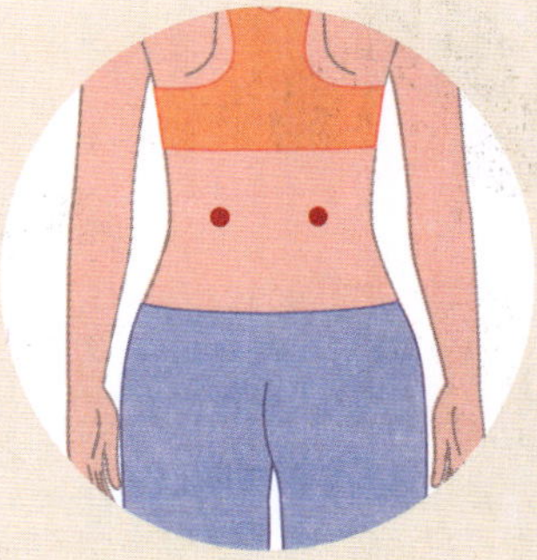

在吃饭时或饭后不要饮用含有单宁的饮料

如果在吃饭时或饭后饮用了绿茶、红茶、咖啡等含有单宁的饮料，会影响铁的吸收。这些饮料可在饭前或饭后2小时后饮用。

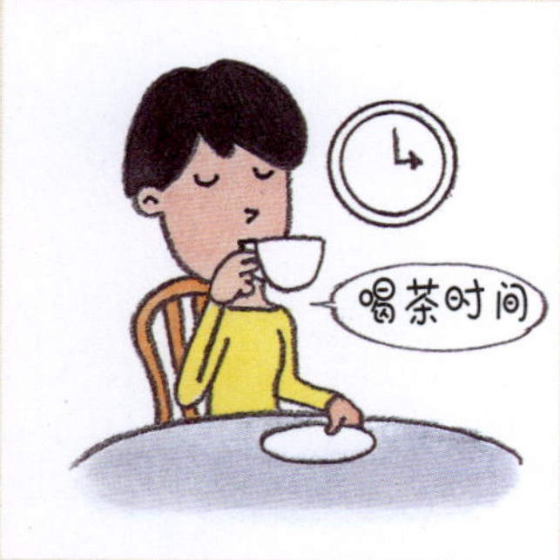

牡蛎

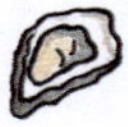

牡蛎的营养价值极为丰富，被称为“海中的牛奶”，富含铁、亚铅、铜、锰、钙等元素，铁和铜可预防贫血。且牡蛎中糖原含量丰富，是能量的源泉，可有效恢复因贫血而引起的身体疲劳。

蚬子

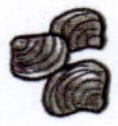

含有维生素B_{12}、铁、铜等制造血液的必需成分，这些成分被浓缩在蚬子精巧的躯体上。因其过于小巧而不方便食用，可以煲成汤，记得连贝肉一同食用。

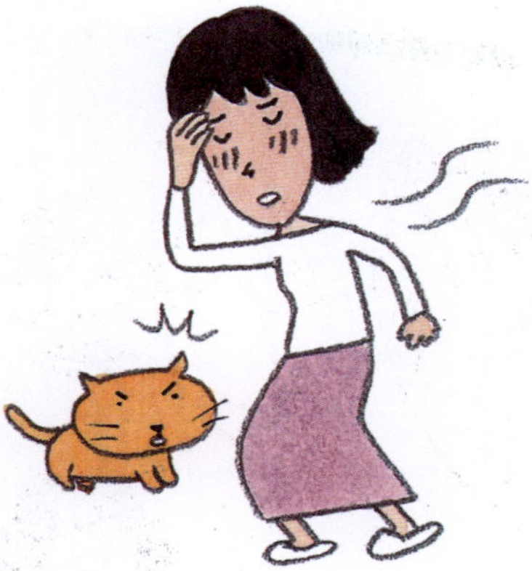

芹菜

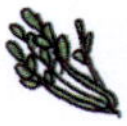

芹菜中含有铁和维生素C，与优质蛋白质搭配食用可有效改善贫血。此外，其β-胡萝卜素含量丰富，与维生素C一同食用可提高人体免疫力、强健身体，可避免细菌和病毒的入侵。

相克：柠檬等水果中大量的维生素C，可使牡蛎中无毒的五价砷化合物转化为砒霜，两者不宜同食。

酱油炖猪肝

猪肝中铁含量丰富，洗净后需去除腥味

材料（1人份）

猪肝 200克

Ⓐ（蒜2块，酱油、白糖、日本酒各2大勺，水250ml，盐、鸡精各少许）

制作方法

❶ 猪肝去筋，切适当大小，用流水洗净，在水中浸泡15分钟后，再次水洗，用菜刀将蒜拍碎。

❷ 锅中放入Ⓐ煮至沸腾后加入猪肝，煮熟后关火即可。

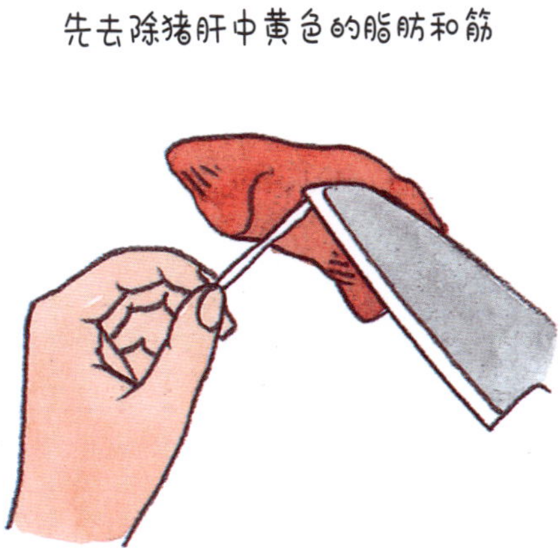

牛肉柳川锅

含铁丰富，可做成盖浇饭或做成小菜

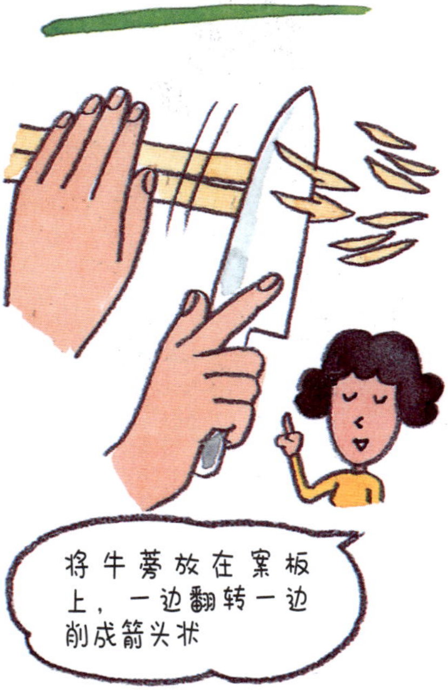

材料（2人份）

牛肉块 100克

牛蒡 30cm

小葱 2根

鸭儿芹 2～3根

鸡蛋 2个

Ⓐ（水200ml，日本酒1大勺，白糖、盐各1小勺，酱油2小勺）

山椒适量（如不喜欢，可不放）

制作方法

❶ 牛蒡去泥，切成菱形薄片；小葱切段；鸭儿芹切丝。

❷ 锅中放入Ⓐ煮至沸腾，加入牛蒡煮4分钟，加入牛肉块再煮4分钟。

❸ 加入鸭儿芹，淋入蛋液，盖好锅盖，煮至蛋花浮起即可盛出至器皿中，撒上小葱和山椒即可。

鸡丝拌芹菜

芹菜独特的香味可增强食欲，安定精神

材料（2人份）

芹菜 1捆
鸡胸肉 半块
陈醋 适量
芥末 适量

制作方法

芹菜放入热水中焯熟后沥干，切成3cm左右的段；鸡肉去皮，用热水焯熟后撕成条状。将鸡肉和芹菜搅拌后盛入器皿，将陈醋、芥末混合好，浇上菜品。

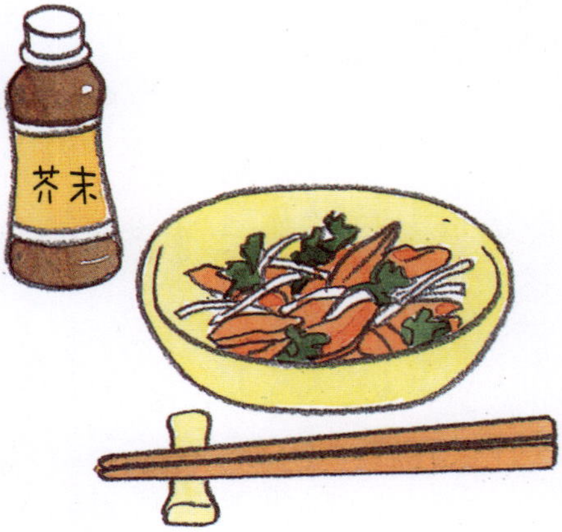

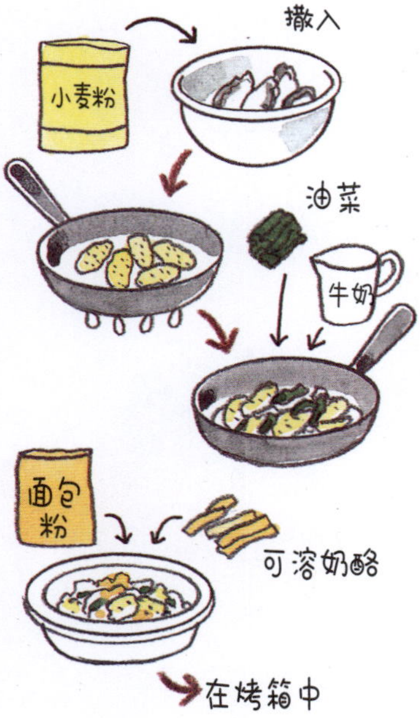

焗烤牡蛎

油菜的铁含量丰富，柠檬中的维生素C可提高铁的吸收率

材料（2人份）

牡蛎肉 150克
小麦粉 适量
油菜 半捆
牛奶 100ml
面包粉 适量
可溶奶酪（比萨用） 100克
柠檬汁 适量
色拉油 少许

制作方法

❶ 牡蛎肉洗净，涂上小麦粉；油菜在热水中焯熟后，切成适当大小。
❷ 煎锅中放油，加热后放入牡蛎肉，两面煎烤。
❸ 将牛奶加入❷中，烧至黏稠状后关火，加入油菜。
❹ 将❸盛入耐热容器中，整体撒上面包粉和奶酪，放在烤箱中烤至略焦即可，食用时可淋上柠檬汁。

痛经 Period pains

尽量食用可改善女性激素分泌的食物

经血排出体外时，子宫收缩引起的疼痛叫痛经。不仅下腹疼痛，连腰部和头部也会伴随疼痛症状。疼痛因人而异，严重时甚至需卧床休息。

食用能改善女性激素分泌、促进血液循环的食物，可有效缓解症状。饮酒会增加出血量，使痛感提升，因此月经期不宜饮酒。

李子

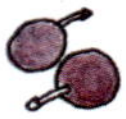

李子可调整女性激素平衡，缓解痛经。李子富含铁和铜，可补充因月经而流失的血液，预防贫血。干李子可将这些营养元素凝结起来，且易于存放。

杏仁

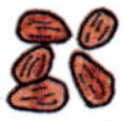

杏仁中含有的维生素E可促进血液循环，能防止体寒导致的严重痛经症状。杏仁的膳食纤维含量丰富，可消除便秘，从而减轻下腹疼痛。

相克：李子和鸭蛋不能同食，若同食容易伤脾胃。

健康小贴士

百会穴

穴位位置：位于头顶正中，两耳连接线与头顶正中线的交点上。

按摩方法：双手中指重叠置于此穴位，向头部中心按压，每次按顺时针方向和逆时针方向各按揉50圈，每日2~3次。

功　效：可有效改善月经前的不适症状。

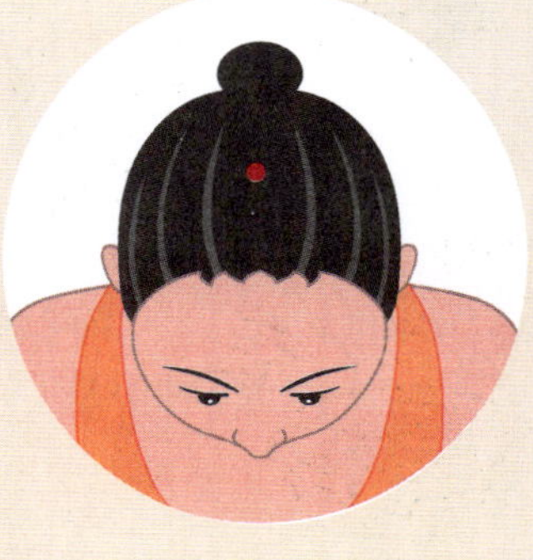

红酒煮李子

李子中含有丰富的铁和膳食纤维，可预防贫血和便秘

材料（易制作的分量）

干李子 1袋
红酒 适量

制作方法

锅中放入干李子，加入红酒（酒量浅的人可减少红酒量，减少的部分以水代替）煮沸，转小火加热，至汤汁浓缩变少即可。

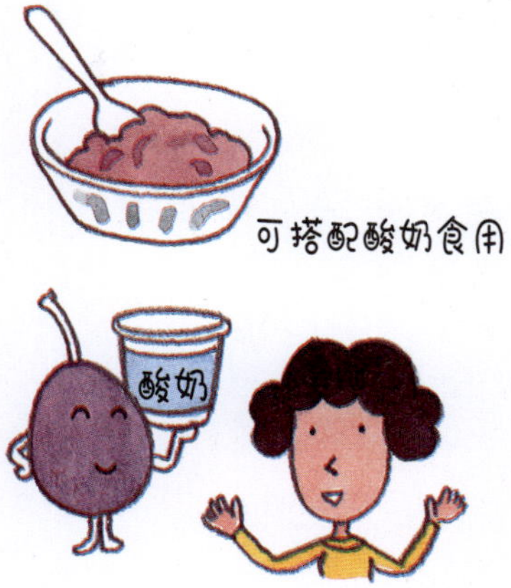
可搭配酸奶食用
酸奶

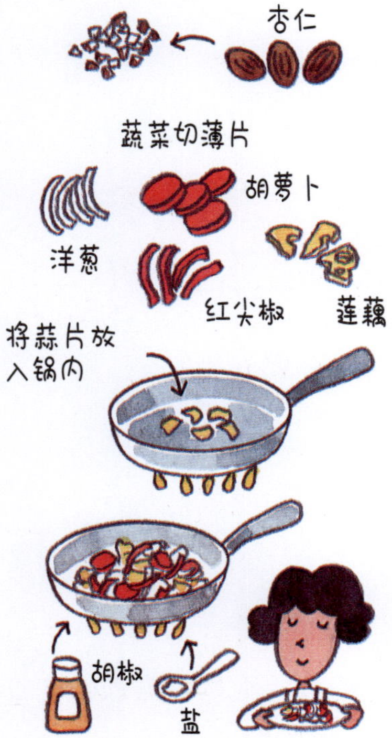
杏仁
蔬菜切薄片
胡萝卜
洋葱
红尖椒
莲藕
将蒜片放入锅内
胡椒
盐

杏仁炒菜

杏仁可提升身体温度，蔬菜可改善血液循环

材料（2人份）

杏仁 10个
洋葱 半个
胡萝卜 半个
红尖椒 1个
莲藕 2cm
蒜 1块
盐、胡椒、醋各少许
橄榄油 1小勺

制作方法

❶ 杏仁碾碎；所有蔬菜切成适当大小的薄片；莲藕切薄片后放入醋中去涩味。
❷ 煎锅中放入橄榄油加热，放入蒜片爆香，加入其余蔬菜，莲藕熟后加入杏仁翻炒，最后加入盐和胡椒调味即可。

月经不调 Irregular periods

生活有规律，食用具有促进血液循环作用的食物，可有效改善生理紊乱现象

生理周期紊乱多因过度疲劳、压力过大、刻意减肥等原因，造成激素分泌紊乱，严重时会出现闭经症状。

早睡早起、饮食营养均衡、适量运动有益于身心健康，最好食用一些可以促进血液循环、调整女性激素分泌的食物。若月经不调的症状长期无法改善，应及时去医院妇科就诊。

木耳

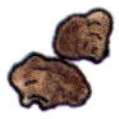

中医认为，木耳可疏血通络，对月经不调等妇科疾病有明显改善效果。特别是对月经周期拖延、经期出血量过多有明显疗效。

蘘荷

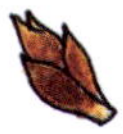

蘘荷可祛热通络，对于经期疼痛和月经不调有明显效果。作为蘘荷精油中香味来源的α-蒎烯对缓解压力有明显效果，当因压力过大而引起月经延迟时，可适当食用。

相克：黑木耳与野鸭同食会引起身体不适，不利于营养成分的吸收，同时也会加重人体负担。

健康小贴士

三阴交穴

穴位位置：位于足部，内踝尖上四指处，胫骨后缘。

按摩方法：将示指置于此穴位，向胫骨内侧按压，每次3~5分钟，力度以产生酸痛为宜。

功　效：可改善经期疼痛和月经不调。

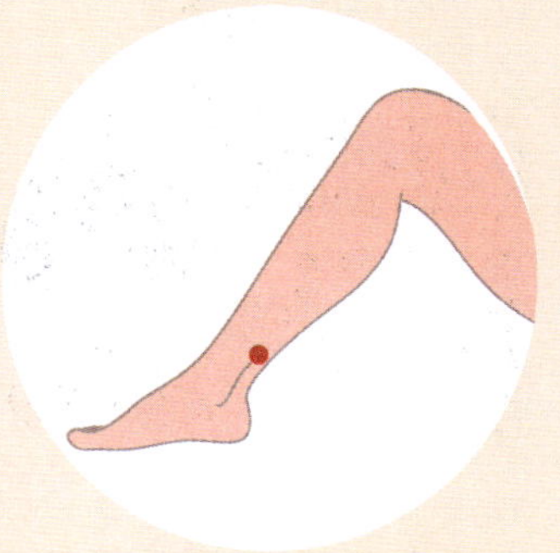

木耳拌豆芽

木耳可净化血管，预防皮肤粗糙

材料（2人份）

木耳 3克
豆芽 半袋
胡萝卜 1/6根
小葱 适量
Ⓐ（芝麻适量，姜泥、蒜泥各少许，盐1/2小勺，胡椒少许，芝麻油1小勺）

制作方法

❶ 木耳用水泡发后切丝；胡萝卜切细丝；小葱切葱花。
❷ 锅中放水加热至沸腾，放入少许盐和胡萝卜丝焯2分钟左右，加入木耳丝和豆芽，再焯2分钟，滤水取出。
❸ 将❷盛入碗中，放入Ⓐ和葱花，充分搅拌。

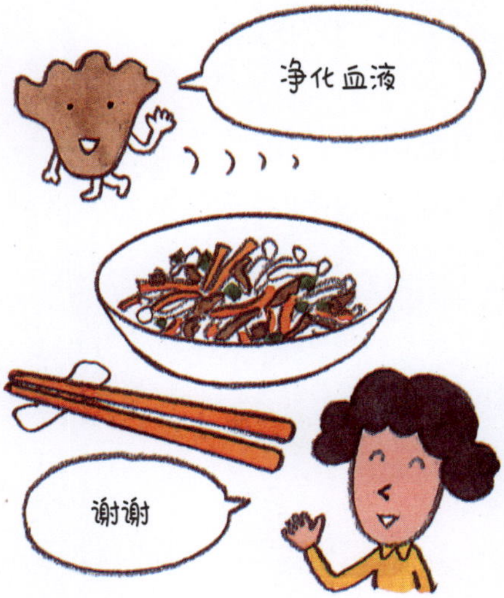

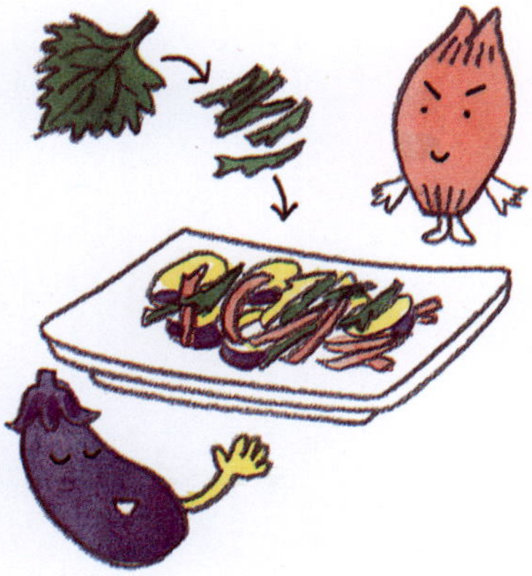

蘘荷茄子小炒

蘘荷和紫苏可促进血液循环，改善月经状况

材料（2人份）

蘘荷果 10个
茄子 3根
紫苏 10片
Ⓐ（味噌、日本酒各1大勺，白糖1小勺，干鲣鱼适量，五香粉适量）
芝麻油 少许

制作方法

❶ 蘘荷与茄子切片，茄子放在水中浸泡以去涩；紫苏切丝。
❷ 平底锅中加芝麻油预热，然后放入茄子翻炒，将Ⓐ混合搅拌后放入锅中，盖好锅盖，用小火煮。
❸ 待茄子皮软后加入蘘荷，快速搅拌，盛入器皿中，撒上紫苏即可。

不孕症 Sterility

食用可以缓解不孕症状的食物，帮助身体恢复

不孕症是指没有刻意避孕的情况下，结婚2年以上无法有效妊娠的现象。目前看来，约有10%渴望怀孕的夫妇患有此症，其原因不仅在女性，男性同样也有一定责任。当因无法怀孕而产生烦恼时，应及时去医院的不孕不育专科进行治疗。

女性不孕时，推荐食用大豆和大豆制品，来调整女性激素分泌。此外，还可尝试此前介绍过的木耳等具有疏经通络、改善月经不调作用的食物，效果同样显著。

黑豆

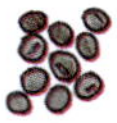

黑豆可提高肾功能，有生精功效。黑豆中的异黄酮可调节女性激素平衡，促进怀孕。花青素有着很强的抗氧化作用，对于月经不调有显著效果。

牛蒡

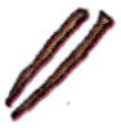

中医认为，牛蒡可改善气血循环、固本培元、补益元气亏损的功效，可以温暖身体，祛除体寒症状，男女皆可食用。

相克：虾与南瓜同食，会引起痢疾，可以用黑豆、甘草解毒

健康小贴士

关元穴

穴位位置：位于脐下３寸（约4指），腹部中线上。

按摩方法：将双手示指重叠置于此穴位，向身体中心按揉，顺时针、逆时针各1分钟。

功　效：可提高卵巢功能。

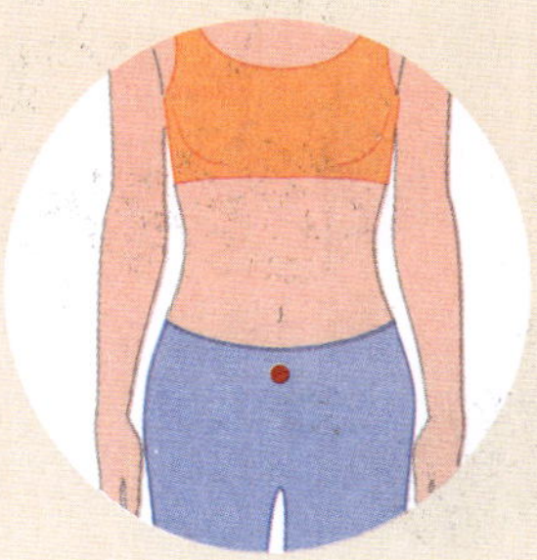

黑豆糊

可搭配其他不同食材食用，每日都不重复

材料（2人份）

黑豆 70克
水 500ml
盐 1/2小勺
橄榄油 1大勺

制作方法

❶ 将洗净的黑豆提前放入水中浸泡一夜。
❷ 将泡好的黑豆连水一同放入锅中煮至黑豆变软后放置，不烫手时滤出水分，留2大勺汤汁备用。
❸ 将❷和留用的汤汁放入搅拌机中，加盐和橄榄油搅拌即可。

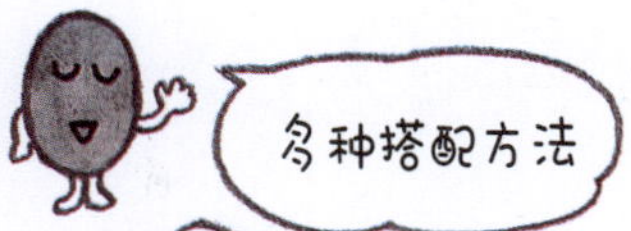

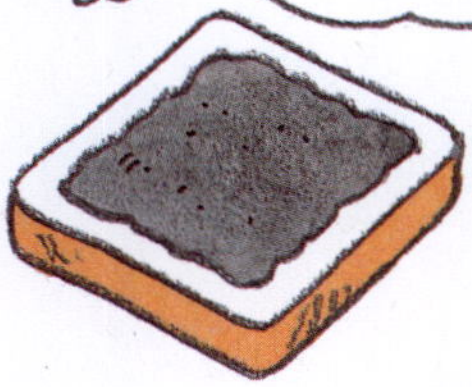

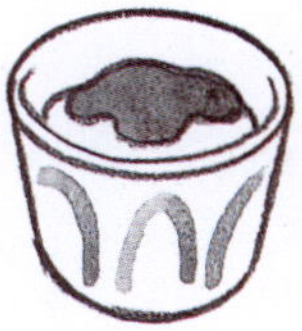

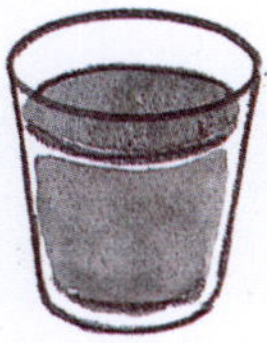

牛蒡拌莲藕

牛蒡和莲藕搭配食用可预防各种生理问题

材料（2人份）

牛蒡 30cm
莲藕 4cm
醋 适量
Ⓐ（芝麻碎2大勺，日本酒、酱油、白糖各1大勺）

制作方法

❶ 牛蒡去泥，带皮切5cm左右细丝。
❷ 莲藕洗净，带皮切薄片，放入醋中以去涩味。
❸ 将❶和❷焯水，用Ⓐ凉拌即可。

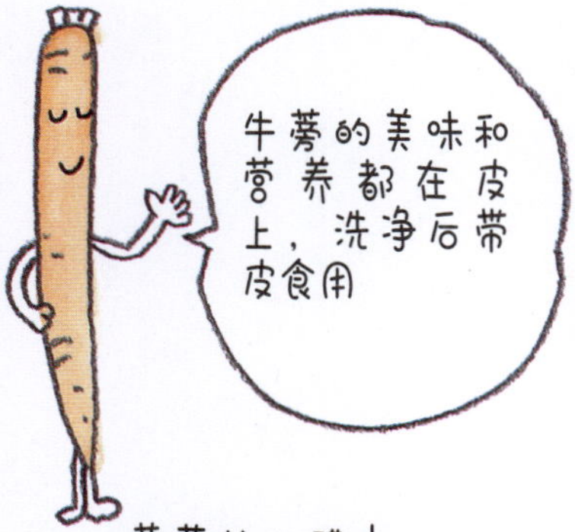

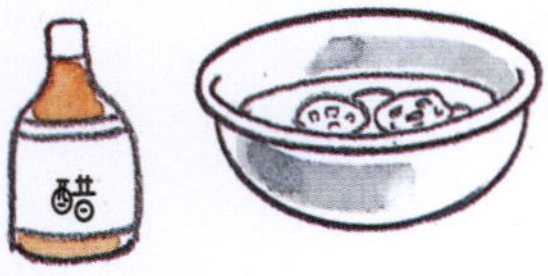

孕期呕吐 Morning sickness

当想吃东西的时候适量吃一点，可缓解孕期呕吐的症状

孕期呕吐是发生在母体身上比较常见的一种生理反应。一般在停经后40天左右出现，在孕12周后逐渐减轻或消失。除了恶心外，还会出现嗜睡、头痛、倦怠、乏力等症状。

当胃部空空时孕吐的症状会加重，所以应尽量吃一点易消化的食物。但不想吃东西的时候不要勉强，仅补充水分即可。如果呕吐加剧至饮水困难时，应及时去医院就诊。

金枪鱼

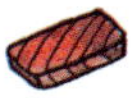

金枪鱼富含优质蛋白质，鱼肉红色的部分铁含量丰富，而且几乎没有脂肪，绝不油腻，当觉得恶心时可以食用。若因不喜闻油烟的缘故不方便烹饪，可以罐头代替。

香蕉

香蕉的甜度适中，是孕吐时期极佳的食物，少量食用即可补充能量，最适合因食欲缺乏引起孕妇体能下降时食用。食用香蕉后血糖值会上升，可减轻恶心的症状。

便秘会加重早孕反应

准妈妈要特别提防便秘，要多吃蔬菜、水果，注意补充水分，可以饮水果汁、白糖水、盐水或淡茶水等。通过利尿，可将有害物质从尿中排出。

相克：香蕉与西瓜不能同食，两者均性寒，同食易引起腹泻。

金枪鱼沙拉

味道清淡，营养丰富，可做成盖浇饭

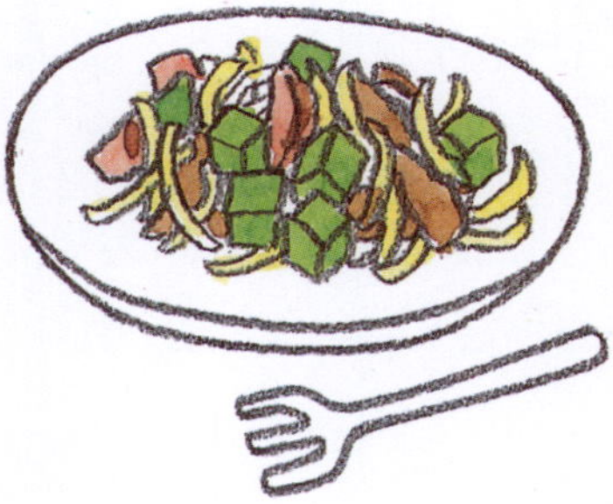

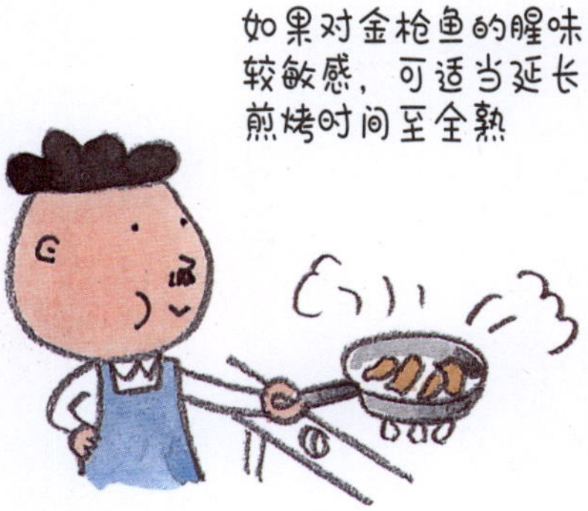
如果对金枪鱼的腥味较敏感，可适当延长煎烤时间至全熟

材料（2人份）

金枪鱼刺身 150克
鳄梨（牛油果） 1个
洋葱 半个
Ⓐ（酱油2大勺，芥末、柠檬汁各适量，橄榄油1小勺）
色拉油 适量

制作方法

❶ 煎锅中放油预热，稍煎金枪鱼表面后取出，切2cm见方小块。鳄梨去籽、去皮，切成2cm小块。洋葱切薄片后用凉水冲洗，去除辣味。

❷ 将❶放入碗中混合搅拌，加入Ⓐ调制即可。

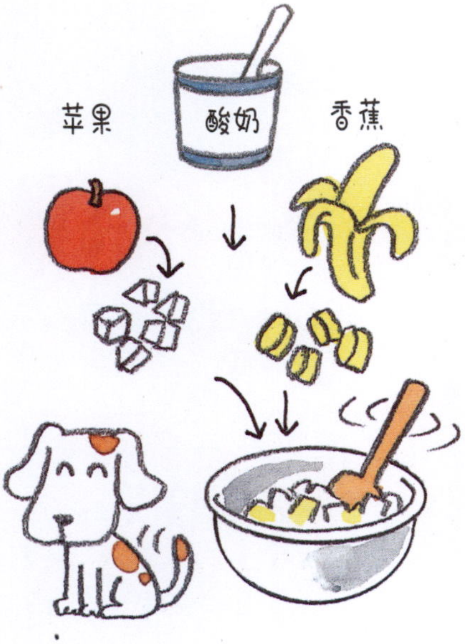
苹果
酸奶
香蕉

香蕉苹果沙拉

香蕉含有丰富营养，酸奶的酸味可促进食欲

材料（2人份）

香蕉 1根
苹果 半个
无糖酸奶 100克
柠檬汁、蜂蜜各适量

制作方法

❶ 将苹果和香蕉切小块。

❷ 将所有材料放入碗中，混合搅拌即可。

孕期高血压 *Pregnancy-induced hypertension*

注意不要过量摄入盐分

在妊娠期若收缩压140mmHg（18.67kPa）或舒张压90mmHg（12kPa）以上，会出现蛋白尿症状，此类情况较危险，有随时发病及恶化的可能，应及时就医。

预防高血压需要减少盐分的摄入，每日摄入7.5克食盐为宜。要注意适量多摄入能降低血压的钾和钙，以及具有强烈抗氧化作用的维生素C和维生素E。

小沙丁鱼干

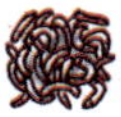

小沙丁鱼中含有丰富的钙质，可以预防或改善高血压，而其中的维生素D能促进钙的吸收，可以增强吸收率。

西瓜

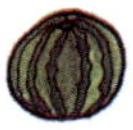

西瓜中的钾有利尿的效果，可以排出身体中多余的水分，预防高血压，也可改善水肿。其富含的瓜氨酸可强化血管，促进血液循环。

相克：西瓜与羊肉同食会伤元气，容易引起机体不适。若出现不适症状，可用甘草煎水服。

为了早发现、早治疗，一定要定时去医院进行检查

任何孕妇都有患孕期高血压的可能，因此，孕妇应定期去医院产科门诊接受检查，尽量做到早发现、早治疗。如果被诊断为血压偏高，应在家中进行早、中、晚三次测量，以掌握自身血压变化，方能安心。

压力过大也是发病的原因之一。孕妇经常会觉得心神不宁，这个时候可以选择在家的附近短途散步，或者听一些舒缓的音乐来释放压力。

金针菇拌沙丁鱼干

沙丁鱼干中的钙含量丰富，可通过热水浸泡的方法来减少盐分

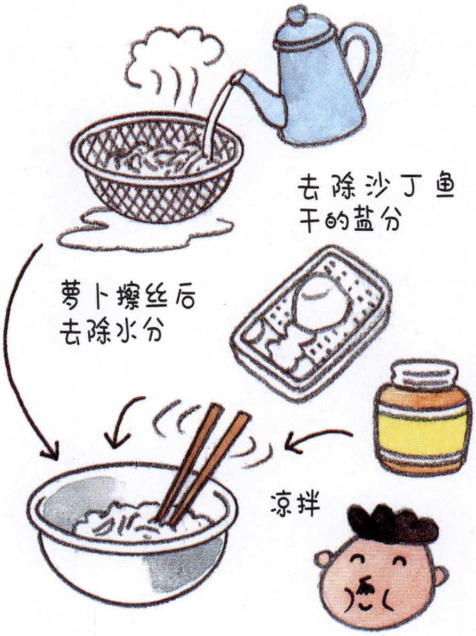
去除沙丁鱼干的盐分
萝卜擦丝后去除水分
凉拌

材料（2人份）

小沙丁鱼干 2大勺
萝卜 1/4个
金针菇 2大勺

制作方法

将沙丁鱼干在热水中稍浸泡后捞出，去除盐分；萝卜搓丝，去除水分，将所有材料混合搅拌即可。

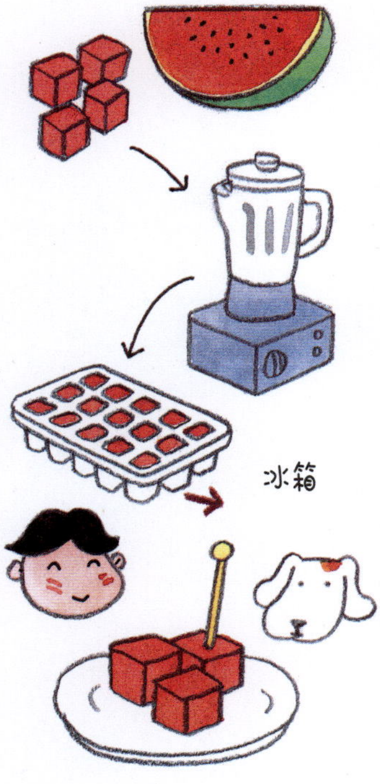
冰箱

西瓜冰激凌

能够预防孕期水肿和高血压。但因为食材性寒，所以不能过量食用

材料（2人份）

西瓜 1/6个
蜂蜜 1大勺
柠檬汁 适量
水 50ml

制作方法

❶ 西瓜去皮、去籽，切成适当大小。
❷ 将所有材料放入搅拌机中搅拌成液态，放入冰箱中冷冻即可。

顺产 Easy delivery

过于肥胖会导致难产，所以孕期要注意健康饮食并适量运动

顺产的必要条件有胎儿的大小、产妇骨盆的大小、胎儿可以顺利通过产道及挤压使胎儿产出的力量等。此外，产妇积极向上的心态也很重要。

孕期若母体过于肥胖，形成巨大胎儿的可能性也会增高，会使产道变窄。

为了预防难产，应增加饮食中的维生素和矿物质的摄入量，同时控制脂肪的摄入量。适量运动有助于控制体重，增强体力。

大豆

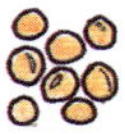

大豆可以很好地抑制脂肪摄入，而且大豆富含大量优质蛋白质和钙，可以让产妇和婴儿拥有健康身体。但是若食用太多营养补充剂，会导致大豆异黄酮摄入过高，会影响胎儿正常发育，应注意避免。

蛤蜊

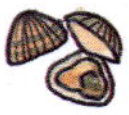

蛤蜊富含有造血功能的铁和维生素B_{12}，可以改善孕期贫血症状，具有安神静心的作用，减轻孕妇对生产的恐惧感，可使孕妇心情开朗、积极向上。

通过泡脚祛除下半身的寒气

下半身体寒对于子宫和卵巢均有不利影响，会妨碍顺利生产。当感觉寒冷时，可适当进行足浴。将双足放入没过脚踝的热水中，泡至双足皮肤变红，身体变热，以浸泡10~20分钟为宜。

热水的温度应根据自身调节舒适的水温，可以放松身心，缓解生产带来的不安情绪。

豆浆火锅

融合了杂烩汤和意大利面的风味，营养成分一点都不会流失

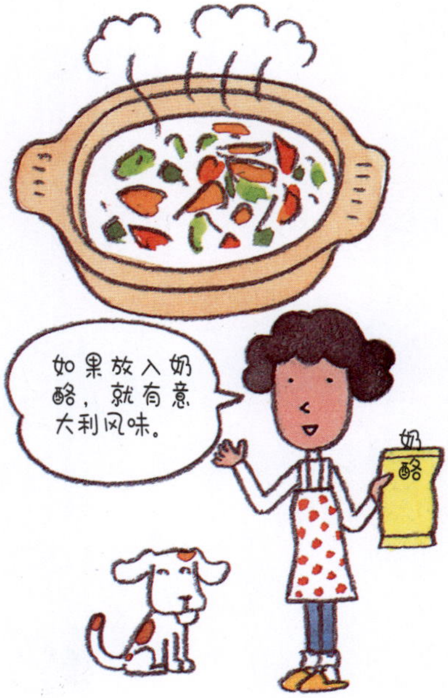
如果放入奶酪，就有意大利风味。
奶酪

材料（2人份）

鸡胸肉 200克
萝卜 6cm
胡萝卜 半根
大葱 1根
白菜 6片
茼蒿 半捆
Ⓐ（豆浆800ml，煮汤用的海带5cm见方1片，芝麻碎1大勺，酱油适量，日本酒少许，辣椒油适量）

制作方法

将鸡肉和青菜切成适当大小。将所有食材放入锅中煮，根据个人喜好也可将食材换成鱼贝类或其他蔬菜。

蛤蜊乌冬面

蛤蜊的盐分融入美味的汤汁中，营养很丰富

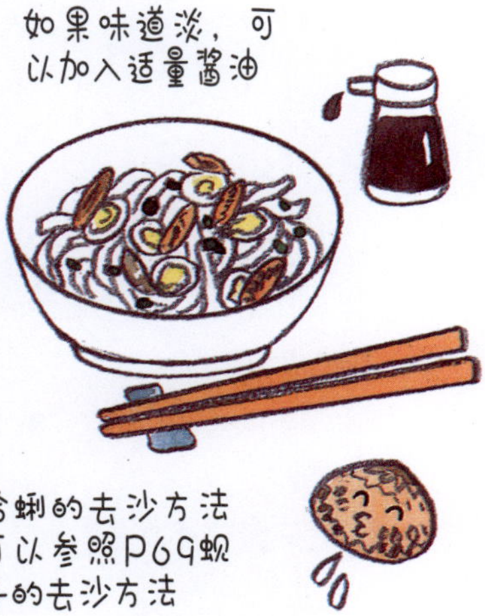
如果味道淡，可以加入适量酱油
蛤蜊的去沙方法可以参照P69蚬子的去沙方法

材料（2人份）

蛤蜊 200克
日本酒 100ml
乌冬面饼 2块
小葱 适量

制作方法

❶ 蛤蜊去沙后充分清洗，放入锅中，浇上日本酒后蒸至蛤蜊开口。
❷ 煮乌冬面煮至稍软即关火，将蒸好的蛤蜊混入面中，盛入器皿，撒上切碎的小葱。

母乳不足 Shortage of mother's milk

若血液运行通畅，母乳自然充分可口

很多妈妈都觉得母乳不足，可以通过接受规范的催乳治疗、培养妈妈与宝宝正确的哺乳姿势，来提高母乳产量。

母乳的味道和浓度可以反映母体的血液状态，宝宝吃到清爽可口的母乳会很高兴。所以，应多食用可以使血液循环畅通的食物。血液流通顺畅，母乳就会源源不断。若同时具有暖身效果的食物则更佳。

油菜

油菜营养价值很高，对产出优质母乳有很好的效果，可促进血液循环。其富含的钙质可消除压力，使妈妈身心放松，母乳自然就充足。

芝麻

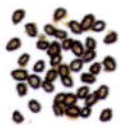

芝麻中的油酸和亚油酸均是不饱和脂肪酸，可以抑制血液中的胆固醇，使血液流通顺畅。此外，芝麻中维生素E含量丰富，可以防止血液中的胆固醇氧化，胆固醇是母乳的重要原料。

相克：螃蟹中含有较高的五价砷化合物，和含大量维生素C的油菜同食，会转变为有毒的三价砷，对人体有害。

健康小贴士

天宗穴

穴位位置：位于肩胛骨下窝中央的凹陷处，与第4胸椎相平。

按摩方法：上半身保持直立，以左手过右肩1/2处自然下垂，指尖处便是天宗穴，用指尖轻轻按压即可。

功　效：能够活血通络、理气养精，治疗肩部肌肉酸痛，可以有效缓解乳汁排出不畅的症状。

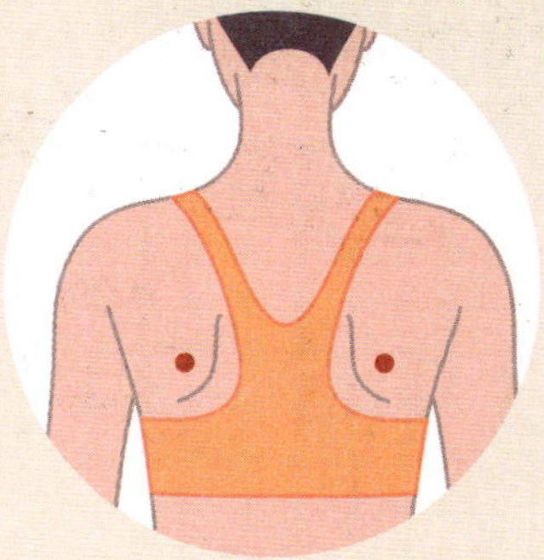

小白菜炖油豆腐

小白菜中丰富的铁、钙及油豆腐中的优质蛋白质都可以化为优质的母乳

材料（2人份）

小白菜 半捆
油豆腐 2片
Ⓐ（姜末、白糖各1小勺，酱油1/2大勺，盐少许，水100ml）
鸡蛋 1个

制作方法

❶ 小白菜切成3cm长的段；油豆腐放入热水中焯水去油，切成1cm宽的片。

❷ 将Ⓐ放入锅中煮至沸腾，加入❶，当小白菜变软后淋入蛋液即可。

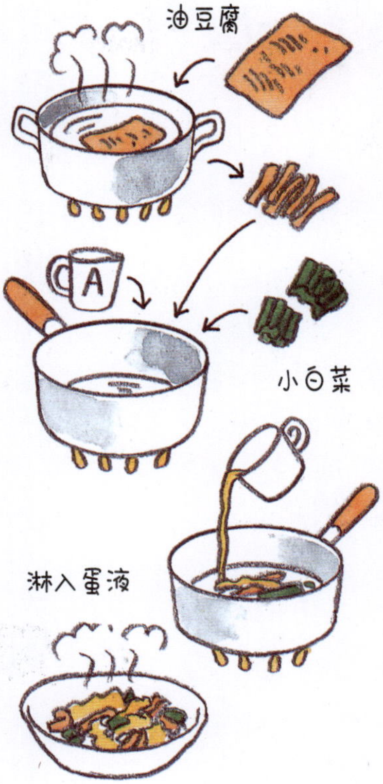

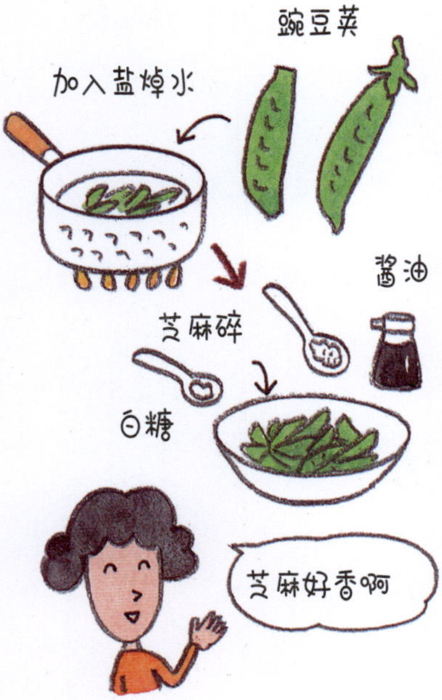

凉拌豌豆荚

豌豆荚中维生素含量丰富，可恢复体力，促进母乳分泌

材料（2人份）

豌豆荚 150克
盐 适量
Ⓐ（芝麻碎、酱油各1大勺，白糖1小勺）

制作方法

豌豆荚去筋，放入加盐的热水焯熟后取出，与Ⓐ混合搅拌即可。

更年期综合征 ……*Menopausal disorder*

营养均衡的饮食可缓解更年期的不适症状

更年期综合征出现在女性闭经前后，因自主神经失调、卵巢功能减退、雌激素减少、内分泌紊乱而导致的一些症状和体征，出现焦躁不安、眩晕发热、脑部充血等症状。为了缓解此种情况，需要均衡摄入维生素、蛋白质和矿物质等营养素，保持身心健康。此外，大豆和豆制品中的大豆异黄酮具有与雌激素相似的功能，可改善症状。

紫苏

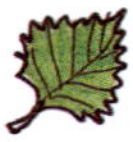

紫苏含有丰富的营养元素，对因雌激素减少而引起的钙、铁、β－胡萝卜素不足有补充效果。另外，紫苏独特的香味可安定精神，能有效改善焦虑不安等精神方面的症状。

莲藕

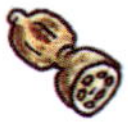

中医认为，莲藕可消退体内多余的热量，促进血液循环，能有效改善发热、上火的症状。莲藕还有止血功能，对因月经不调引起的不规律出血有预防效果。

健康小贴士

足三里穴

穴位位置：位于人体小腿，从膝盖骨外侧凹陷处开始，向下4指，胫骨侧面1拇指长度处，用手指按压最为酸麻的位置即是。

按摩方法：用示指按压刺激该穴位，力度以产生酸痛为度，每日2~3次，每次3~5分钟。

功　效：可缓解更年期综合征的各种症状。

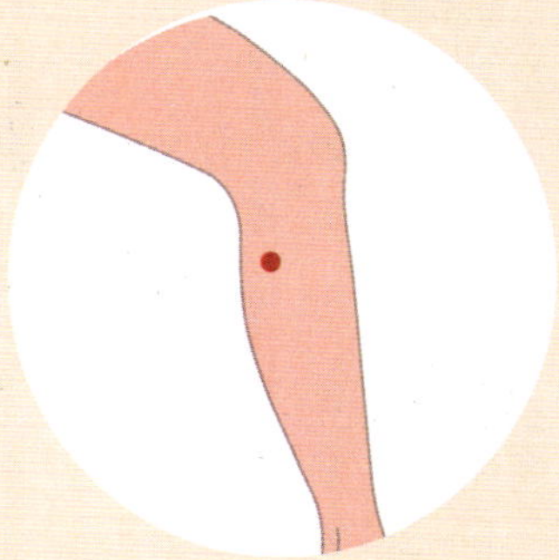

紫苏卷

山药有滋阴补肾的功效，紫苏可改善身体不适

材料（2人份）

紫苏 8片
山药 200克
梅干 2个
Ⓐ（乌冬面露1大勺，醋1小勺）
色拉油 少许

制作方法

❶ 山药去皮，切1cm小块，用紫苏卷起。

❷ 煎锅中放油加热，放入❶，两面煎炸后盛入盘子中。

❸ 梅干去核拍扁，与Ⓐ混合放在❷中即可。

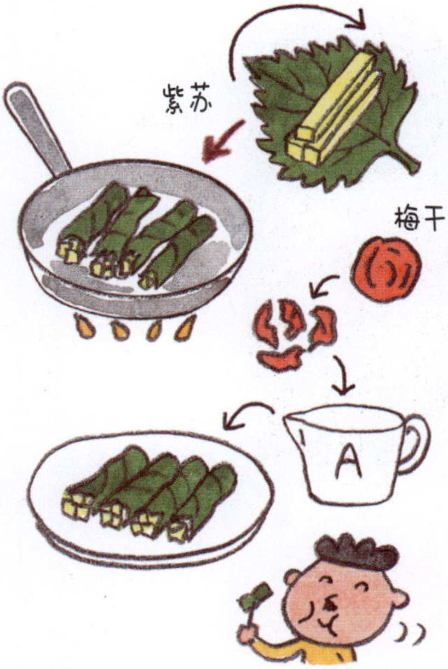

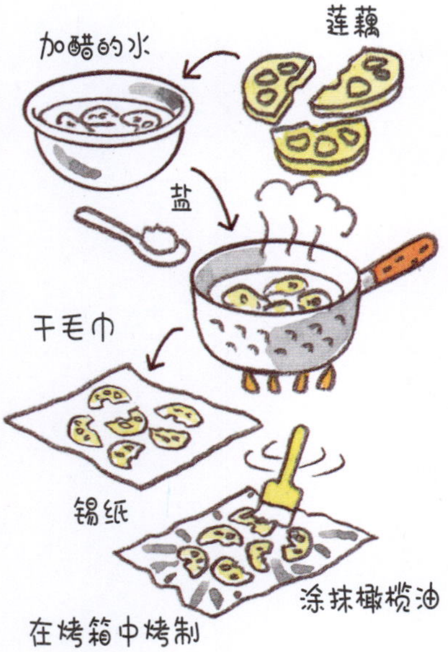

烤藕片

作为小菜经常食用可缓解更年期症状

材料（2人份）

莲藕 10cm
醋、盐、橄榄油各适量

制作方法

❶ 莲藕带皮切成1mm左右的片，放在加醋的水中。

❷锅中加水，煮开并加入盐，放入❶焯水后捞出，去除水分。

❸ 将藕片放在锡纸上，刷上橄榄油置入烤箱中，烤制6~7分钟。

季节性健康饮食

应季的食材营养价值最为丰富

人类生活于大地之上，呼吸着空气，饮用着清水，从土壤、山川、海洋中取食果腹，凭借赖以生存的环境，接受大自然的馈赠而延续生命。

特别是四季分明的地方，应季的食材极为丰富，这些形态各异的食物帮助我们适应四季更替变化，抵抗潮湿、炎热、酷寒等天气，增强机体免疫力，强健体魄。

因为科技的发展，使很多食材不再受季节的局限，比如，本应在盛夏之时上市的西瓜在冬天也可吃到。但是应季的食材总是充满了自然的味道，其营养价值更高，遵从自然规律，选择适当的应季食材很重要。

春

食用健胃消食、缓解压力的食物

寒冷的冬季刚刚结束，春季气温开始回升，身体一时无法适应季节变化，胃肠功能减弱。此外，因升学或工作调动等因素而造成的环境改，很容易堆积压力，此时身体很容易出现各种各样的健康问题。

应避免食用刺激胃肠的生、冷、硬、辣、过于油腻的食物，尽量保证饮食温热清淡，可多食用能够助消化、促吸收、保障胃肠功能的应季蔬菜，以及能够缓解压力的蔬菜。在各种迎来送往的应酬中饮酒不可避免，因此，要尽量食用蚬子等可以保护肝脏的食材。

此外，柳絮、花粉会引起花粉症，沙尘则易导致皮肤粗糙，应充分补充维生素和矿物质，强化皮肤和黏膜的屏障功能，调整胃肠环境，提高免疫力。

夏

食用促进水分代谢，易于消化的食物以恢复体力

夏季气温和湿度升高，体内多余的热量堆积，是失眠、食欲缺乏的主要原因。夏天的蔬菜可以清热去火，加强水分代谢，所以夏季饮食中要多以青菜为主。

为了避免中暑要及时补充水分，但是过多饮用冰镇饮料、果汁等糖分较多的饮料，会导致血糖值上升，有损身体健康，因此，不甜的茶水或白水是最佳选择。西瓜、甜瓜、蜜橘等夏天的水果，可以有效释放身体多余的热量、润喉清肺，适合饭后食用。

最好食用一些能够缓解夏乏、滋润强身的食物。不过胃肠功能较弱的时候食用油腻的食物可能会有反效果，尽量食用易消化的食物来调整胃肠状态。虽说夏日炎热，也应尽量避免食用生冷的食物。

秋

滋养身体，预防感冒和便秘

秋季气温逐渐下降，空气日趋干燥，身体容易缺水。口腔和鼻部黏膜过于干燥时易引发感冒，而体内水分不足时易导致便秘。适量的酸味和大量水分可以预防身体干燥缺水，梨、木梨这类秋季的水果非常适合。

中医认为，白色的食材可温润身体，滋养脏腑。萝卜、莲藕、豆腐、白芝麻等皆属于此类。相对的，应尽量少食用有强烈刺激的辛辣食物，以避免体内更加干燥。

此外，为了补充夏日所流失的体力，同时调整身体状态以适应即将到来的寒冬，可以通过摄入优质蛋白质来补充能量。不过为了不加重胃肠负担，应控制脂肪的摄入。

进入深秋后，人的精神状态容易消沉，此时要多摄入钙质来振奋精神。

冬

食用温热身体、提高免疫力的食物，预防感染

为了御寒要尽可能食用可以温暖身体的食物（见P129）。寒性食材与温热食材搭配食用效果明显。具有辛辣成分的辣椒、姜、蒜等食材可以促进血液循环，要积极食用。

冬季气温与湿度下降，人体容易被细菌和病毒侵袭，因此，能够提高人体免疫力、抗菌效果显著的食物，以及能够强化咽喉、口鼻及胃肠黏膜的食物在此时非常重要，要多多食用来保证身体对细菌、病毒的抵抗力。营养丰富的蔬菜、温热身体的火锅可以促进血液循环，提高免疫力。

此外，天气寒冷时下人的生理活性下降，应多食用黑芝麻、海藻这类能够调整激素分泌的黑色食物，为春季生理活动复苏做准备。

第四章
儿童的症状

儿童的身体更为娇弱，
更适合以食补的方法来强健身心。

过敏性皮炎 *Atopic dermatitis*

改善生活环境，保养皮肤，食用能够提高免疫力的食物

过敏体质、皮肤敏感、干燥的儿童，皮肤的防御能力较低。轻微的外部刺激就会引发湿疹症状，引起强烈的瘙痒，这就是过敏性皮炎。可通过改变生活环境，减少对皮肤的刺激性，加强对皮肤的护理，以改善过敏症状。

饮食方面，应多食用能够强健皮肤，提高机体免疫力的食物。另一方面，脂肪一旦与活性氧结合，会降低皮肤的防御能力，应避免脂肪的过量摄入。

酸奶

乳酸菌可调整胃肠环境，提高免疫力。空腹时胃酸会影响乳酸菌的活性，所以应尽量在饭后食用。可以作为饭后点心经常饮用，效果倍增。

香蕉

香蕉中的低聚糖可以使肠道内的双歧杆菌增殖，膳食纤维中的果胶可以调整胃肠环境，抑制过敏反应的发生。其富含的维生素C可以强健皮肤。

相克：酸奶与四环素同食不利于肠胃的吸收，容易导致腹泻。

健康小贴士

大椎穴

穴位位置：位于人体颈部下端，正坐低头时，第七颈椎棘突下凹陷处，约与肩同齐。

按摩方法：将示指置于此穴位垂直按压50次。

功　效：可提高人体免疫力，改善过敏症状。

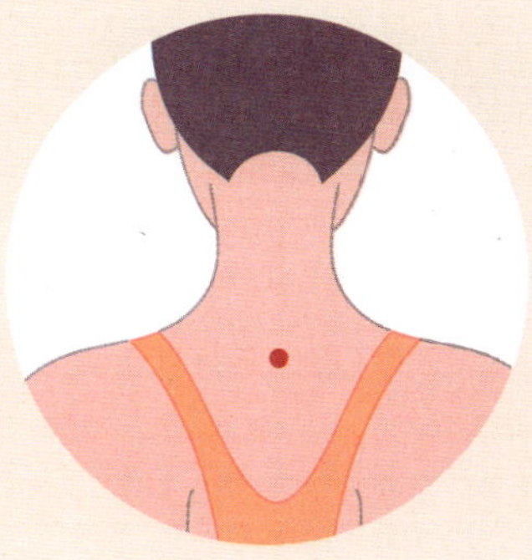

酸奶南瓜

可以维持机体正常免疫的酸奶佳肴

材料（2人份）

无糖酸奶 100克
南瓜 40克

制作方法

将南瓜切成一口大小，放入耐热器皿中，用微波炉（600W）加热2分钟至南瓜变软，加入酸奶搅拌即可，若喜甜食，可加入适量白糖。

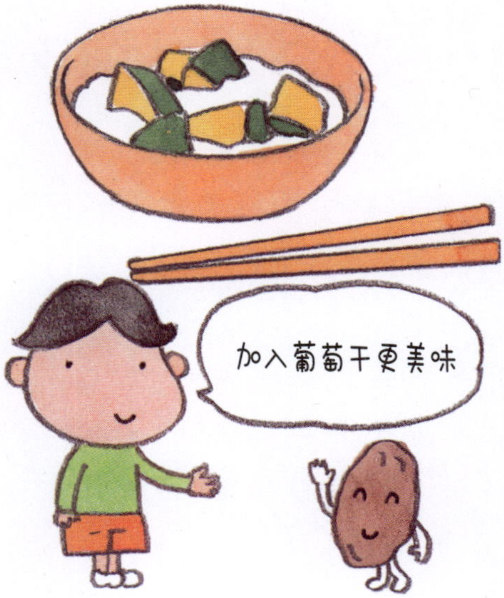

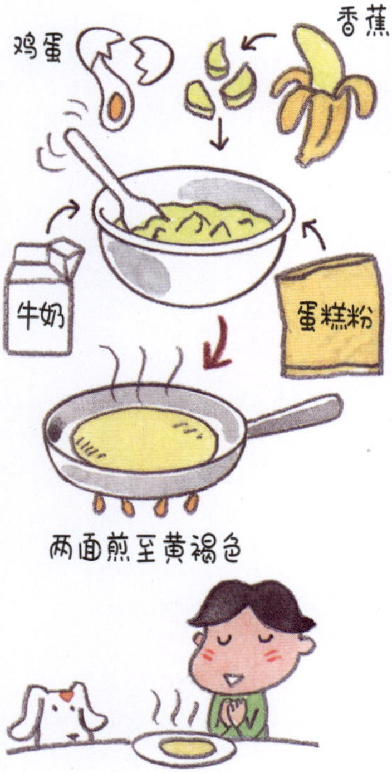

香蕉蛋糕

味道极佳，有抗过敏功效

材料（2人份）

香蕉 2根
蛋糕粉 200克
牛奶 150ml
鸡蛋 1个
黄油 适量

制作方法

❶ 香蕉切5cm左右小块，将牛奶和鸡蛋与蛋糕粉搅拌后，加入香蕉。

❷ 用平底锅将黄油熔化，放入1/4的❶，盖好锅盖，用小火加热，至表面出现气孔呲呲作响后翻面，两面煎至黄褐色后即可。用同样的方法烘焙剩余3份。

惊厥 Convulsion

缓解高热惊厥需要食用一些有利于神经功能的营养元素

高热惊厥多发生在发热初始阶段，发作时间最长不过15分钟，经过治疗后可以痊愈。激烈哭泣时引发的愤怒性痉挛会在短时间内恢复正常，此类无须担心。在痉挛初期阶段会发现儿童的样子十分恐怖，此时应及时就诊。

为了预防痉挛，需要摄入维生素B_6，它是体内合成神经传导物质的必需元素。还应注意摄入有镇静作用的钙。

鲑鱼

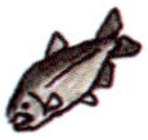

当B族维生素缺乏时容易引发痉挛，而鲑鱼中含有所有的B族维生素。因为大多数B族维生素是水溶性的，所以要尽量连汤一同食用。可以将鱼刺剔除后给幼童喂食

羊栖菜

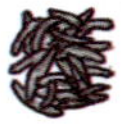

羊栖菜富含的镁可调节自主神经，富含的钙有镇静作用，推荐有过愤怒性痉挛的幼儿多多食用，还可预防感冒。

初次痉挛应及时去医院就诊

发生痉挛时，妈妈的镇静很重要。为了让孩子呼吸畅通，应解开孩子的衣物，计算痉挛持续时间。应避免因摇晃孩子身体或抱紧孩子身体而延长痉挛时间。此外，不必担心孩子会咬到舌头，所以严禁将手指放入孩子口中。痉挛缓解之后，请确认孩子是否恢复意识。

蒸鲑鱼

蛋黄酱浓烈的香气和酸味，连讨厌吃鱼的孩子也会喜欢

材料（2人份）

生鲑鱼片 2片
生菜 300克
洋葱 1个
水 50ml
盐 少许
蛋黄酱 1.5大勺

制作方法

❶ 将鲑鱼和生菜切成适当大小，洋葱切薄片。

❷ 煎锅中铺上一半生菜，依次放入洋葱、鲑鱼片，将剩余的生菜铺在上面。

❸ 放入水，撒上盐，盖好锅盖之后用中火蒸煮，水沸腾后改为小火至生菜变软。将蛋黄酱涂抹上，轻轻搅拌即可。

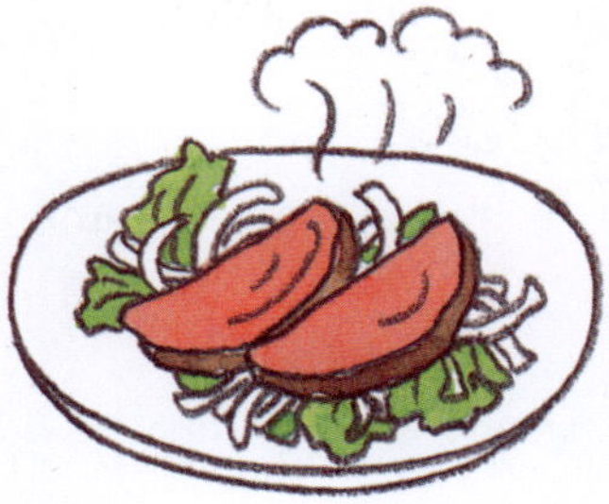

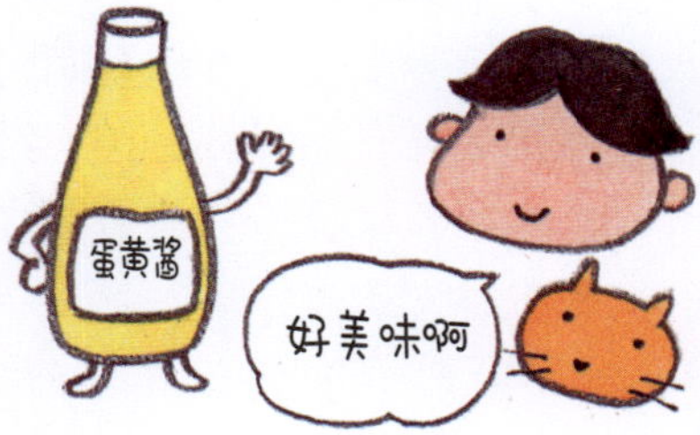
蛋黄酱
好美味啊

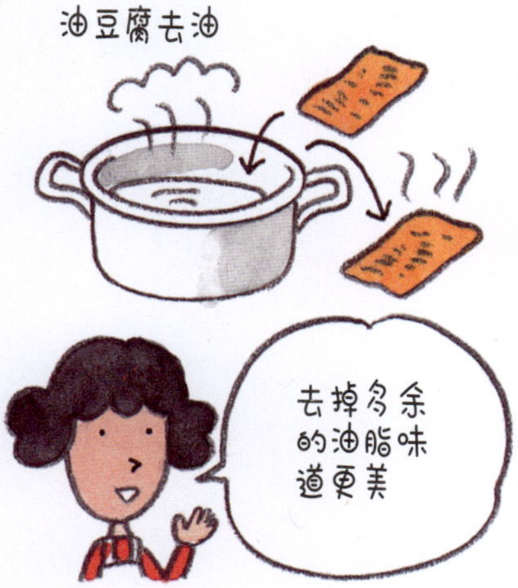
油豆腐去油
去掉多余的油脂味道更美

羊栖菜炖胡萝卜

很方便的家常菜，也可混入米饭中做成寿司

材料（易制作的分量）

干羊栖菜 30克
油豆腐 1片
胡萝卜 半根
Ⓐ（水200ml，盐少许，白糖、甜料酒各1大勺，酱油2大勺）
芝麻 适量
香油 2小勺

制作方法

❶ 羊栖菜泡发后去除水分；油豆腐用热水焯后去油，与胡萝卜一起切成3cm长细丝。

❷ 锅中放香油加热，放入❶翻炒，食材软化后加入Ⓐ，煮至汤汁变少关火，撒入芝麻混合搅拌即可。

发热 Fever

健康的饮食可提高抵抗力，有利于身体与病原体做斗争

发热是身体与入侵的细菌及病毒做斗争的防御反应。儿童有时会发生高热症状，单纯的高热不会对身体产生损害，尽可放心，但如果出现发热以外的症状或高热长期不退，应及时去医院就诊。

发热的饮食调理以能提高人体抵抗力的维生素C为中心，配置均衡营养、易消化的饮食，如果没有食欲的话不要勉强进食，但是为了预防脱水，应注意补充水分。

草莓

草莓中维生素C的含量非常丰富，可以降低体温、滋润咽喉。在发热时直接生吃，当食欲缺乏时，可做成果汁给孩子喝。

大葱

葱白有发汗、退热、镇痛的作用；葱叶富含β-胡萝卜素和维生素C，可以温暖身体，在刚开始发热、身体觉得寒冷时，可适量食用。

相克：草莓不宜与樱桃同食，否则容易引发上火；狗肉性热，助阳动火，大葱性辛温发散，利窍通阳，两者同食，会益增火热。

健康小贴士

风池穴

穴位位置：位于颈后两侧枕骨下方，发际线两侧的大筋外侧凹陷处。

按摩方法：将两手拇指置于此穴位，向头部中心方向刺激按压2分钟，至局部有酸胀感为佳。

功　效：可以缓解感冒、发热的症状。

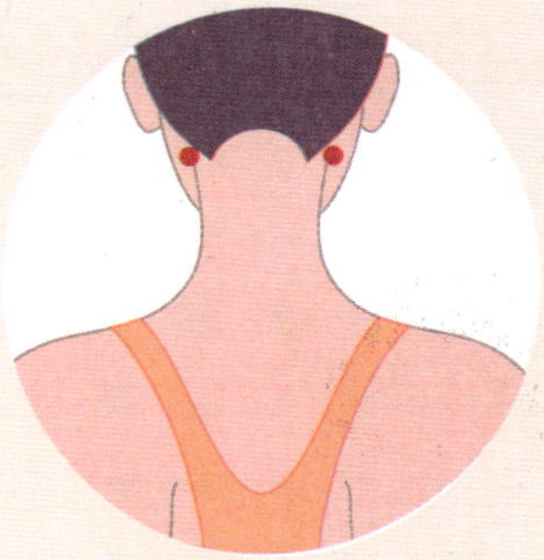

成人发热见P18

草莓奶昔

可以在食欲缺乏时食用，以补充因发热而消耗的营养和水分

材料（1人份）

草莓 5个
白糖 适量
牛奶 50ml
无糖酸奶 50克

制作方法

草莓洗净，去蒂，用勺子捣碎后撒上白糖，加入牛奶和酸奶，充分搅拌即可。

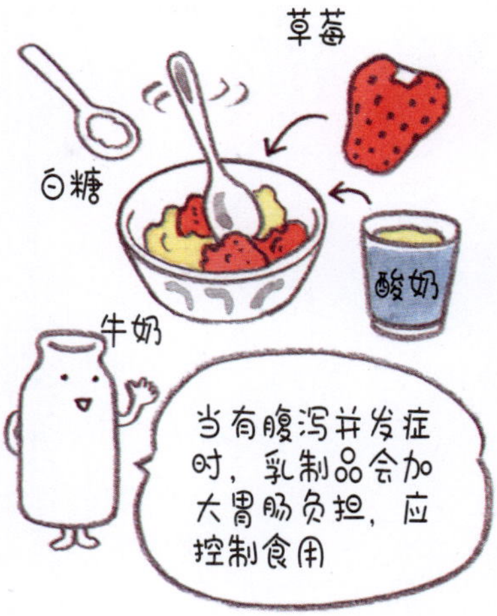

乌冬面

加入姜汁调味会让身体暖烘烘的

材料（2人份）

大葱 半根
姜 1小块
乌冬面 1团
水 500ml
盐 少许
乌冬面露 50ml
甜料酒 1大勺
水淀粉 1大勺
鸡蛋 1个

制作方法

❶ 将葱斜切成5mm的段，姜捣碎；将乌冬面切到适宜长度，放入热水焯。

❷ 锅中加水、盐、乌冬面露、甜料酒，煮至沸腾后加入葱和姜至葱变软，加入水淀粉勾芡，然后放入乌冬面，煮至面团散开，打入鸡蛋即可。

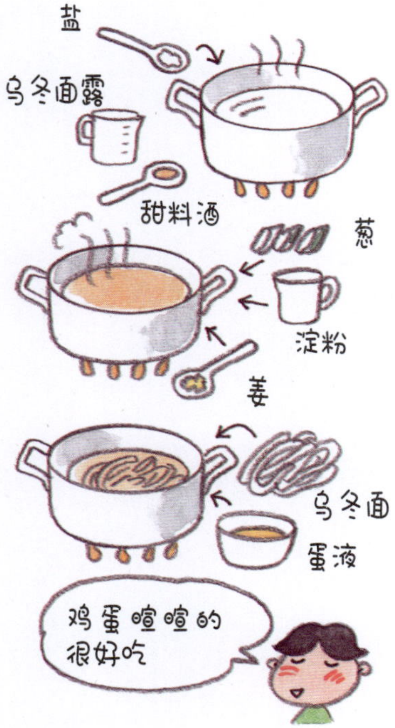

咳嗽・痰 Cough/Phlegm

选择可以保护黏膜、消除炎症的食材烹制成美味的菜肴

咳嗽是将从口腔入侵的细菌、病毒排出体外的防御性反应。痰是将进入到咽喉的病原菌等异物排出的分泌物。

将能够增强黏膜抵抗力的食材烹制成易食用的佳肴给孩子吃。若味道过浓会刺激咽喉，所以应以清淡为主。此外，水分可滋养喉咙，能让痰更易吐出，咳嗽也不那么痛苦。

杏

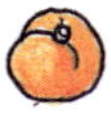

中医认为，杏可以滋养肺部，对因咽喉黏膜干燥而引起的感冒、咳嗽有显著效果。可在杏上市的季节，做成水果罐头保存，感冒时食用效果很好。用干杏肉效果更佳。

萝卜

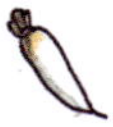

自古以来，萝卜被认为可以缓解咽喉疼痛、强化黏膜，抑制咽喉和支气管炎症。对胃肠也有益，当因感冒而消化能力下降时可放心食用。

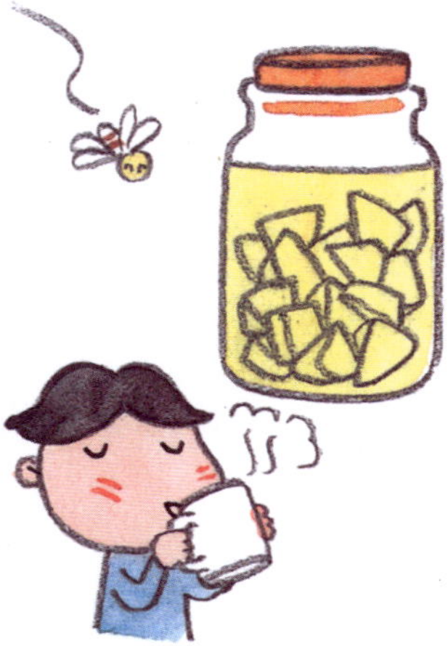

蜂蜜泡萝卜

材料（易制作的分量）

萝卜 适量

蜂蜜 能够淹没萝卜的量

制作方法

将萝卜切成1cm见方的丁，放入贮藏容器中，用蜂蜜腌制半天左右。饮用时兑入适当的热水即可。

※未满1周岁的幼儿不宜饮用。蜂蜜含有肉毒杆菌，会引起食物中毒。

成人咳嗽・痰见P26

呕吐 Vomiting

视呕吐情况调整孩子的饮食，尽量食用易消化的淀粉类食物

呕吐的原因有很多种，若孩子在呕吐后仍然随意进食，则可能引发更严重的呕吐症状。所以通常呕吐后30分钟到1小时内不要吃东西，如果呕吐过于剧烈，不要勉强进食，视情况给孩子喂食清水，保证水分。

呕吐后胃肠和咽喉较为脆弱，此时可烹制一些易消化的淀粉类食物给孩子喂食。维生素B_1可促进消化液分泌，增强食欲。

红豆

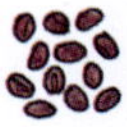

红豆富含维生素B_1，可促进食欲、消除疲劳。此外，红豆中淀粉、铁、钙含量丰富，可有效恢复因呕吐而消耗的体力。红豆皮中的膳食纤维会加重胃的负担，最好将其制成豆沙馅儿，再烹饪成佳肴给孩子食用。

粗茶

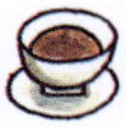

粗茶具有抗菌作用，当觉得孩子有呕吐先兆时，可适量饮用此茶因其中咖啡因含量较低，比较适合儿童饮用。为了不刺激肠胃，每次饮用量不宜过多。

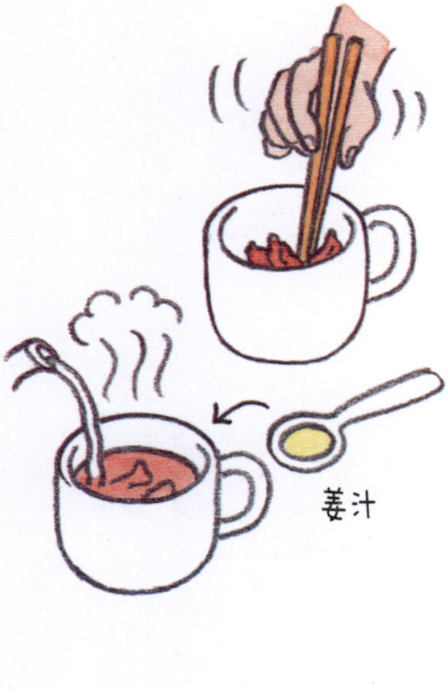

梅干粗茶

材料（1人份）

粗茶 200ml
梅干 1个
酱油 1小勺
姜汁 2~3滴

制作方法

将梅干放入杯中捣碎，加入酱油、姜汁和热粗茶即可。

腹痛 Stomachache

症状缓解后可少量食用一些助消化、促吸收的食物

儿童腹痛的原因有很多，例如便秘、消化不良、病毒及细菌感染、食物中毒、紧张、压力过大等。不会说话的婴幼儿无法明确告知成人疼痛位置，所以要注意观察其神态外表，加以了解。

腹痛时如果勉强进食会使症状恶化，当疼痛症状缓解时，孩子食欲会恢复，此时为了不加重肠胃负担，可以适当食用一些促进消化吸收的食物。

白萝卜（芜菁）

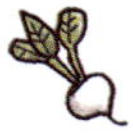

因消化不良而导致的腹痛，可以食用白萝卜来呵护肠胃。根部含有的淀粉酶可以助消化，调整胃肠功能。

用热水消毒烹饪器皿

夏季的梅雨季节，空气温度和湿度都偏高，要特别小心食物中毒。案板和刀具使用后要及时用热水消毒，烹饪前不要忘记洗手。

萝卜汤

材料（2人份）

水 400ml
白萝卜 2个
汤料 少许
盐 少许

制作方法

白萝卜去皮、切丝，锅中放入萝卜丝和水，加入汤料小火煮开，用盐调味即可。

成人腹痛见P38

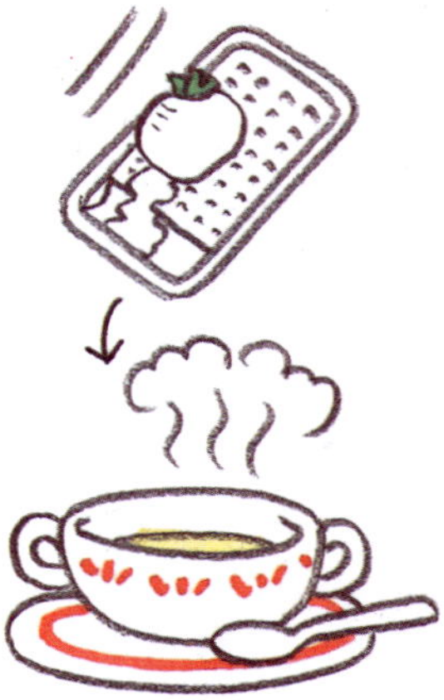

腹泻 Diarrhea

孩子有食欲时可以适当吃一些有整肠作用的食物

孩子的年龄越小，胃肠功能越不成熟，抵抗力较弱，因此，轻微胃肠刺激也会引起腹泻，不过并不会影响孩子的精神和食欲，可以让孩子吃一些易消化、有整肠作用的食物。

腹泻时体内水分会流失，应补充水分，但是注意不要让孩子喝牛奶、冷饮、果汁等刺激胃肠，加重腹泻的饮料。

苹果

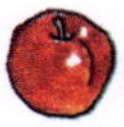

苹果中的膳食纤维——果胶可以保护因腹泻而变得脆弱的肠壁，可使大便成形，能补充因腹泻流失的钾。

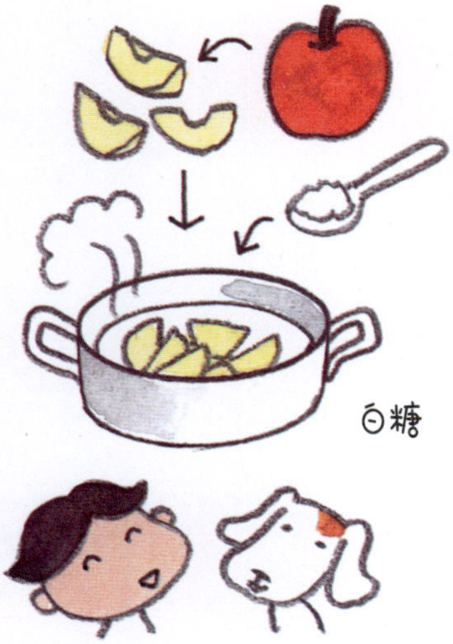

要注意大便的颜色和其他症状

除了腹泻外，呕吐、发热、大便中混有血丝、大便颜色发白等症状出现时，要尽早去医院儿科就诊。

苹果汤

材料（2人份）

苹果 1个
水 100ml
白糖 1大勺

制作方法

苹果洗净去皮，切成适宜大小。将水、白糖、苹果块放入锅中，煮至苹果变软即可。

成人腹泻见P36

食欲缺乏 Suffering lack of appetite

改善食欲缺乏的原因，食用可以增强食欲的食物

食量大小因人而异，即使孩子的饭量较小，如能健康成长则无需过分担心。但是当孩子突然食欲减退时，有可能是感冒的前兆，也有可能是因为疲劳、生活不规律、紧张不安等造成的。及时寻找孩子食欲缺乏的原因，努力加以改善。

给孩子烹制一些能够增强食欲的菜肴，为了吸引孩子的注意力，可以将菜肴做成适当大小和硬度，摆放成可爱的样子。

秋葵

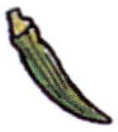

秋葵中黏稠的膳食纤维有调整胃肠功能的作用。将能够强身健体的黏蛋白和膳食纤维一同食用，可以改善因疲劳和便秘而引起的食欲缺乏。

橘子

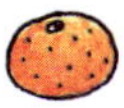

橘子可以刺激胃酸分泌，促进消化吸收，是食欲缺乏时的首选。其含量丰富的维生素C可提高抵抗力，改善因感冒引起的食欲缺乏。

除了正常进餐外，不要让孩子吃零食；
要让其多做运动，保持进食前的空腹感

孩子吃太多零食，血液中的血糖浓度会升高，感觉不到饥饿，就没有食欲。调整每天的生活节奏，除了正常进餐之外，不要让孩子吃零食。

此外，运动不足是食欲下降的最大原因。要经常带孩子活动身体，运动可以促进孩子的成长和发育。

成人食欲缺乏见P44

秋葵汤

将星形的秋葵做成美味又可爱的汤，引发孩子的食欲

材料（2人份）

秋葵 4根
香肠 2根
洋葱 1个
水 400ml
固体汤料 1块
盐 1/4小勺
酱油 少许

制作方法

❶ 秋葵去蒂，撒上盐，在案板上揉搓去绒毛，切成星形；香肠切块；洋葱切薄片。

❷ 锅中加入水和洋葱，中火煮至洋葱变软，加入秋葵、香肠、固体汤料煮至沸腾后，放入盐、酱油调味即可。

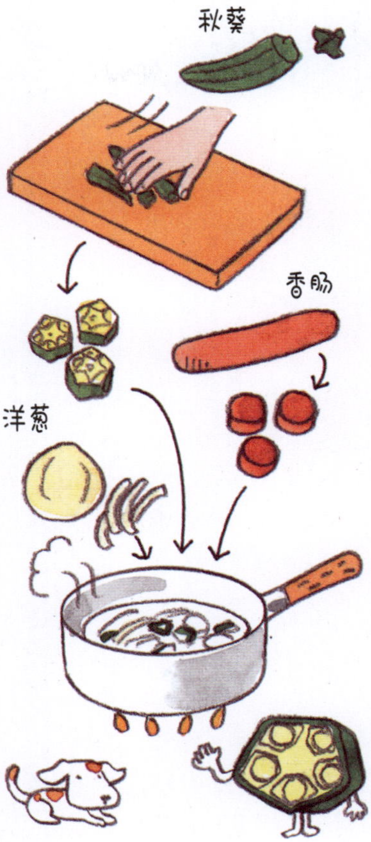

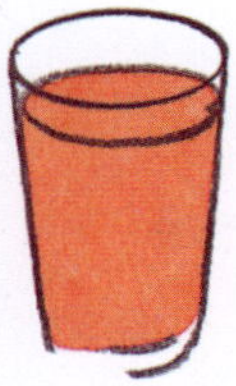

苹果橘子汁

食欲缺乏时可以饮用，补充维生素和水分

材料（易制作的分量）

橘子 2个
苹果 1个

制作方法

橘子去皮，苹果洗净切成小块，放入搅拌机中搅拌即可。

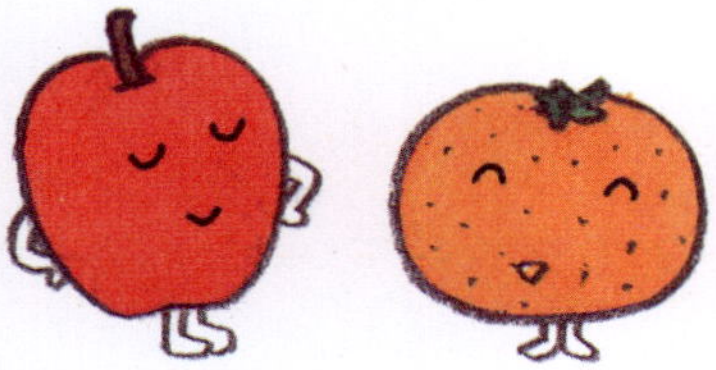

体弱 Weak constitution

补充能量，强身健体

易感冒、脸色发白、发育不良的孩子被称为体弱儿童，可以通过规律的生活、营养均衡的饮食、适量的运动来提高身体素质。但是如果父母对此过于紧张，可能会导致孩子压力过大，不利于孩子身心健康。因此，父母应用积极乐观的心态守护孩子的成长。

可以通过一些健胃消食的食物来增强食欲，用蛋白质和碳水化合物来补充能量，强健身体。促进身体血液循环，提高新陈代谢能力也很重要。

糯米

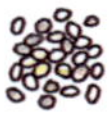

糯米可蓄养精神，当身体觉得慵懒时宜多多食用。与大米相比，糯米的口感更佳，孩子更喜欢。糯米还可以促进胃肠功能，改善消化不良，更好地摄入营养物质。

核桃

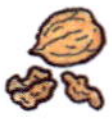

核桃富含优质脂类，自古以来被称为滋补佳品，其含有的大量维生素E可促进血液循环，通过提高体温来增强身体抵抗力。

相克：核桃与黄豆同食可致腹胀、腹痛、消化不良。

健康小贴士

身柱穴

穴位位置：位于人体背部，脊柱正中线，第3胸椎棘突下凹陷处。

按摩方法：用手指每天轻揉按压此穴位效果最佳。

功　效：对预防儿童疾病有良好效果，可增强体质。

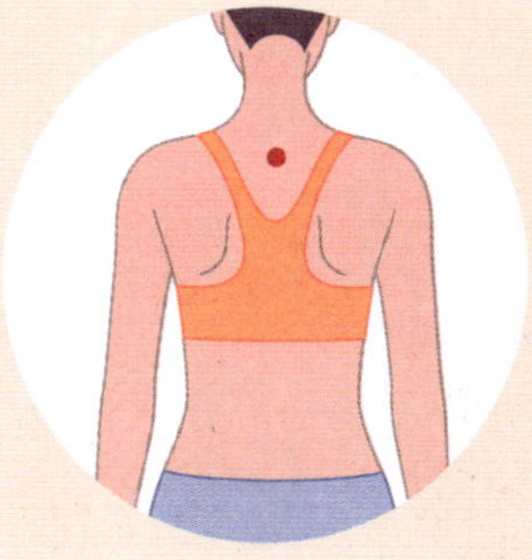

栗子饭

蓄养精神，提高体力

材料（2人份）

糯米 2碗
去皮栗子 1小袋
日本酒 1大勺
煮汤用的海带5cm见方 1片
芝麻盐 适量

制作方法

❶ 将研磨好的糯米放入水中浸泡2小时后，用筛子滤水。
❷ 将糯米、日本酒、海带、水放入电饭煲，撒入栗子后开始蒸。
❸ 蒸好后去掉海带，轻轻混合搅拌，用饭碗盛出，撒上芝麻盐即可。

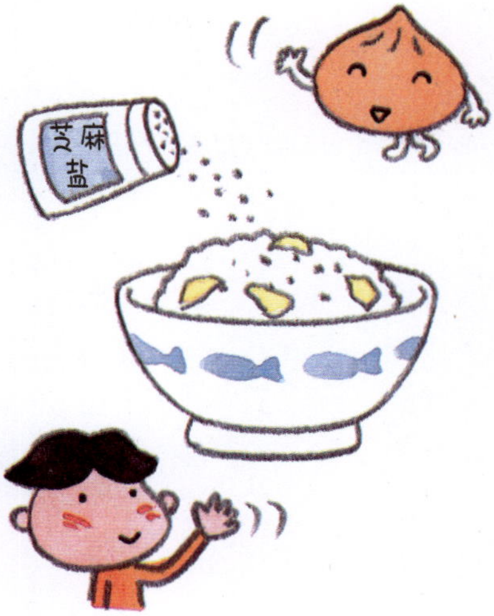

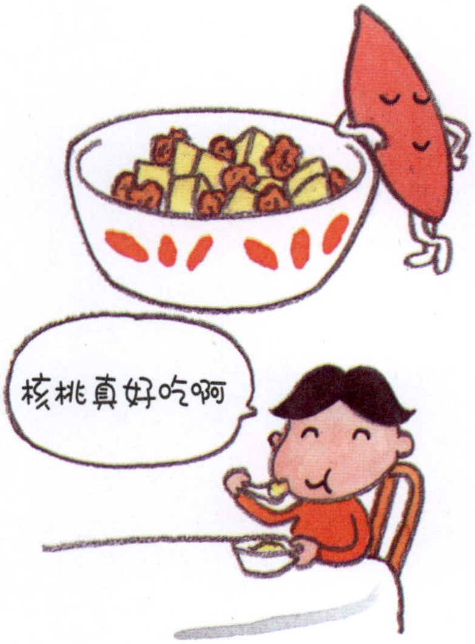

核桃红薯沙拉

核桃的营养价值极高，对人体健康有益，加热后食用具有通便作用

材料（2人份）

核桃（不带皮）50g
红薯 150g
Ⓐ（蛋黄酱、无糖酸奶各1大勺，白糖1/2小勺，盐少许，柠檬汁适量）

制作方法

❶ 将核桃放入煎锅翻炒并粉碎。
❷ 红薯切小块，放入锅中，放少量水和盐，煮熟后倒掉水分。
❸ 将核桃和Ⓐ放入❷中搅拌即可。

晕车 Carsickness, Seasickness, Airsickness

食用能够提高胃肠功能的食物，也可以用唱歌等方法来分散注意力

人体内耳中控制人体旋转平衡的半规管功能紊乱会导致晕车，心情不佳也会引起呕吐晕车。远眺、唱歌等方法可以有效分散注意力，缓解晕车症状。

晕车症状的强弱因人而异，可以提前食用一些能够提高胃肠功能的食物来舒缓神经，避免食用不宜消化的食物加重肠胃负担。空腹和满腹都容易引起晕车，所以吃饭要吃八分饱为宜。

梅子

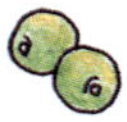

梅子所含的柠檬酸可以增强胃肠功能，预防呕吐。晕车时食用梅子，可以更快缓解症状。乘坐交通工具时，随时携带梅干类制品，可以使人安心。

生姜

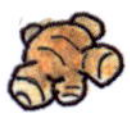

生姜中含有的辛辣成分姜油酮和姜油，可以促进胃液分泌、增强食欲。生姜的辛辣味多存在于姜皮和果肉之间，因此食用时不要去皮。儿童不宜直接食用，可将其捣碎混入饮料中，降低辛辣味。

相克：马肉与生姜同食会使喉咙不适，引起咳嗽。

健康小贴士

内关穴

穴位位置：位于人体前臂，手腕正中，腕部横纹向上两指宽处。

按摩方法：将示指指腹置于此穴位按压20~30次即可。

功效：和胃除燥、宽胸宁神。可以调整自主神经，缓解晕车症状。

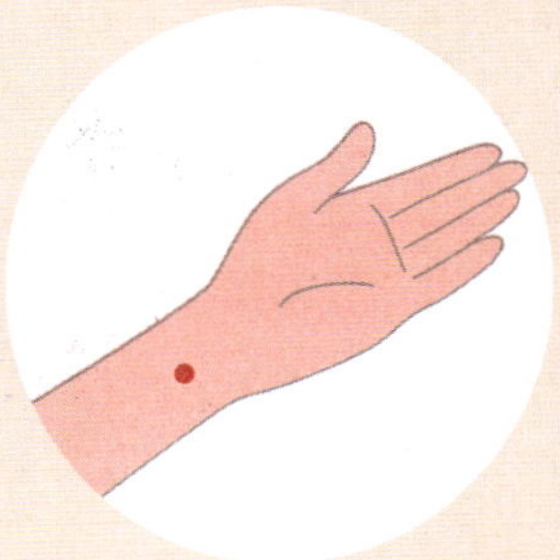

梅子水晶糕

酸甜的梅子果酱，连不喜欢酸味的孩子也会很喜欢，可以作为外出时的点心

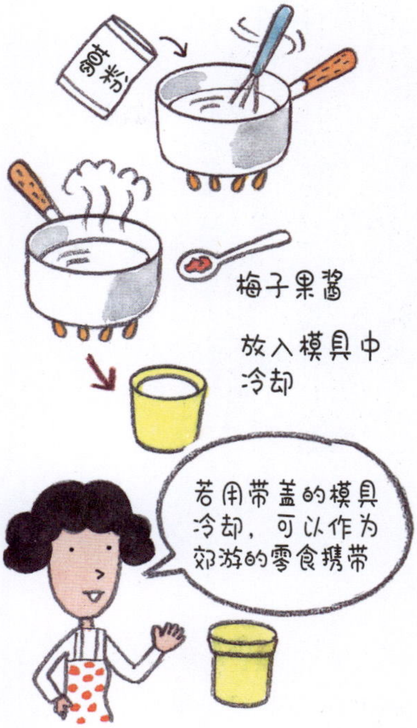
葛粉
梅子果酱
放入模具中冷却
若用带盖的模具冷却，可以作为郊游的零食携带

材料（2人份）

梅子果酱 50克
葛粉 50克
水 400ml

制作方法

❶ 将葛粉和水放入锅中充分溶解，小火熬至透明状并搅拌。
❷ 关火，加入梅子果酱，混合搅拌，将其倒入有盖的模具中，用制冷剂或冰使其冷却成块状（用冰箱冷藏会使其发白，影响口感）即可。

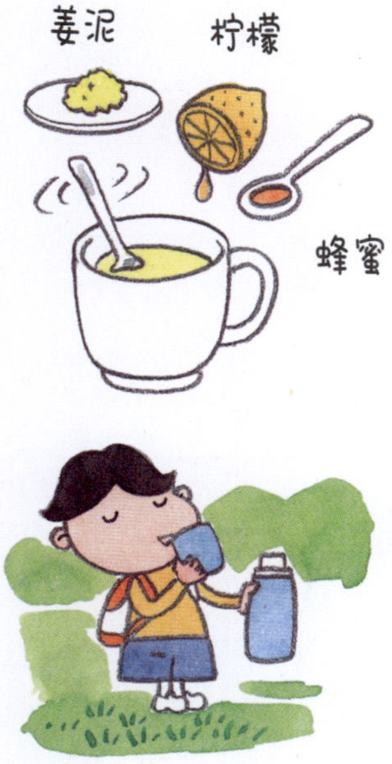
姜泥
柠檬
蜂蜜

蜂蜜姜饮

可以用保温杯携带，外出时很方便

材料（1人份）

姜泥 适量
蜂蜜 适量
热水 100ml
柠檬汁 适量

制作方法

将所有材料放入杯中混合，充分搅拌使其没有沉淀物即可。

※不满1岁的孩子不要饮用，蜂蜜中含有肉毒杆菌，会引起食物中毒。

对身体有益的饮食方法

“均衡饮食”是什么？

所谓的“均衡饮食”是指“为了身体健康，注意膳食平衡，均衡地摄入营养物质”。怎样才能做到有意识地均衡摄入营养呢？

饮食营养均衡与否，取决于主食、主菜、副菜是否齐备。

主食是糖类的主要供给源，包括米饭、面包、面食等。主菜是蛋白质和脂类的供给源，包括肉、鱼、蛋类、大豆制品等。副菜是维生素、矿物质和膳食纤维的供给源，包括蔬菜、薯类、膳食纤维等。

最佳的搭配比例是“主食：主菜：副菜=3：1：2”。这样可以保证五大营养元素摄入足量而不过剩。

像盖浇饭这类的饭食是将许多食材盛入到一个器皿中，包含每餐所需的主食、主菜和副菜，营养搭配比较合理。

每日所需的牛奶（乳制品）、水果

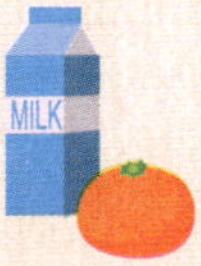

应每日至少食用一次牛奶、酸奶、奶酪等乳制品补充钙。另外，水果中的维生素C和钾含量丰富，容易被人体吸收，最好每天食用。

营养均衡的“四盘菜”

副菜

用蔬菜、薯类、海藻类、菌类等富含维生素、矿物质和膳食纤维的食材制成。食材种类要尽量不同。

主菜

主要菜肴，包含鱼类、肉类、蛋、大豆制品等，是蛋白质的主要供给源。最好交互性摄入动物蛋白和植物蛋白。

主食

主食是身体所需能量的主要供给源，富含各种糖类。除了米饭和面包外，还包括拉面、饼干、乌冬面、荞麦面、饼等面食。

汤汁

补充身体容易缺乏的营养元素，提高身体体温，增加饱腹感。注意盐分要适度，味道清淡最佳。

健康饮食的注意事项

即使主食、主菜、副菜三者齐备，比例适当，如果整体摄入不足或过剩时对身体健康也不会起到有益的效果。烹制时盐分或油量过多，也不能称其为健康的饮食。依照以下注意事项安排每日的菜谱，才能实现营养均衡的健康饮食生活。

❶ 主食、主菜、副菜适量摄入

营养均衡的标准是“主食：主菜：副菜=3：1：2”，每天应按这个比例有意识地安排菜谱。

每餐的标准

主食：如果是米饭，1碗（150g）

如果是面包，切片面包7片左右（90g）

主菜：如果是刺身，1块（100g）

如果是薄肉片，1碟（60g）

副菜：如果是凉拌菜，1小碟（70g）

如果是白菜汤之类，1片白菜（80克）

❷ 避免吃2种以上同类菜肴

主食、主菜各1种。当主食或主菜有2种以上时，营养元素会有倾斜，如拉面和米饭、炸猪排和烤鱼等。

❸ 不要使用相同的烹饪方法

像炒饭和糖醋里脊这类烹饪方法相似的菜肴，脂肪与盐分含量过高，应避免同时食用，且味道相近，容易使人失去食欲。

❹ 避免食用同一种食材

同类食材食用过多，营养类型会有倾斜，应尽可能食用多种类食材，摄入不同营养。

❺ 应使用同一种油品烹饪

烹饪时使用的油品每餐应为同一种，油脂摄入量会自然减少，可预防热量积聚过多。

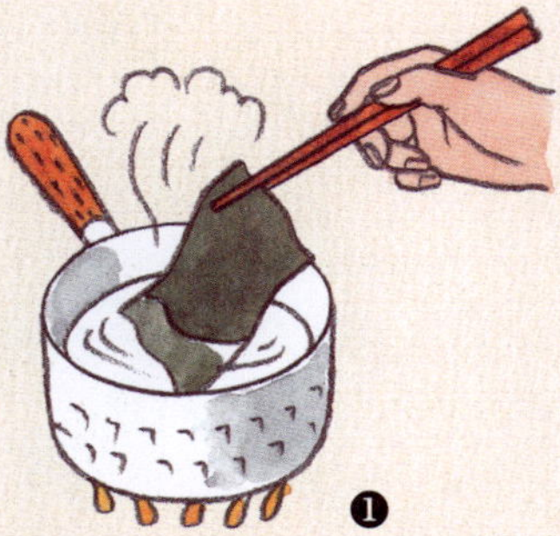

用天然食材煮汤

使用市面上出售的汤料很方便，但是为了身体健康，推荐使用天然食材煮汤。
干鲣鱼中的氨基酸和牛磺酸、海带中的谷氨酸含量极为丰富，可强化大脑。

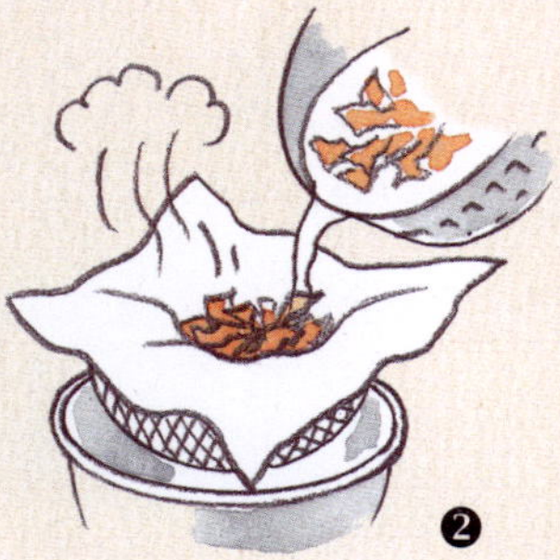

■ 一级煮汤方法：

风味最佳的熬汤方法，可以充分享受汤的美味。
❶将切成碎块的海带放入水中，浸泡30分钟后，中火加热，在沸腾前将其捞出。
❷加入干鲣鱼再次煮至沸腾后关火，滤出食材即可。

■ 二级煮汤方法：

香气和味道略逊，可做出十分美味的酱汤和烩菜。
干鲣鱼量与“一级”相同，加入一半量的水，煮开即可。

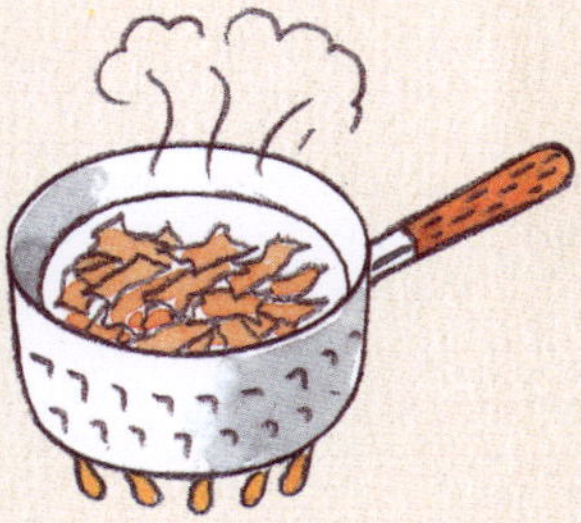

对身体有益的重要草药

蒲公英

蒲公英的根部，有健胃消食、促进母乳分泌的效果。在其开花前将根部挖出，洗净晒干。取5～10g晒干的蒲公英根加3杯水，熬至水量减半（1杯水=200ml）即可，1日服用量，可分为3次，饭后服用。

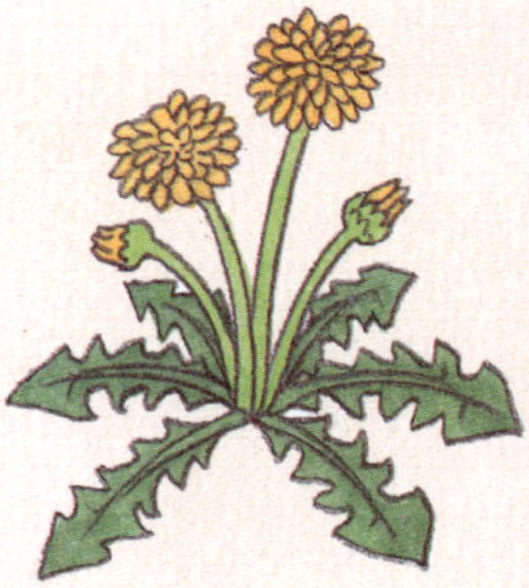

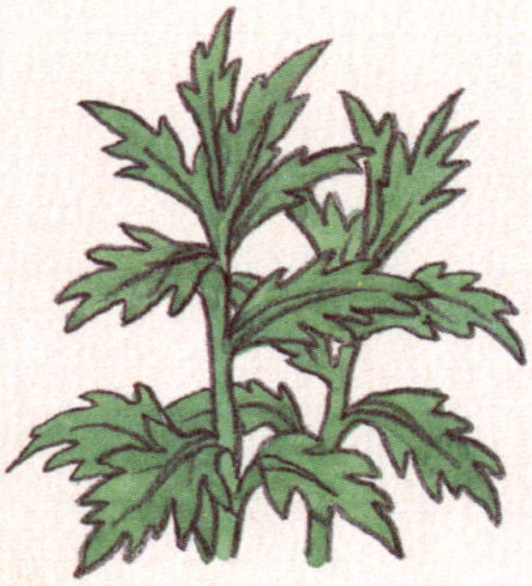

艾蒿

艾蒿的叶子有健胃止泻、缓解牙痛及咽喉疼痛的效果。于6～7月时摘取叶子，洗净晒干。如果是健胃止泻，取5～8g的干燥艾叶加3杯水熬至水量减半即可，1日用量，分3次服用。如果是缓解牙痛、咽喉疼痛，则取10g干燥艾叶，用同样方法熬制，漱口即可。

荠菜

整株有利尿解热、预防高血压、改善便秘的效果。于开花期时整株采取，水洗后晒干。取10～20g干燥荠菜加3杯水熬至水量减半即可，1日用量，分3次服用。

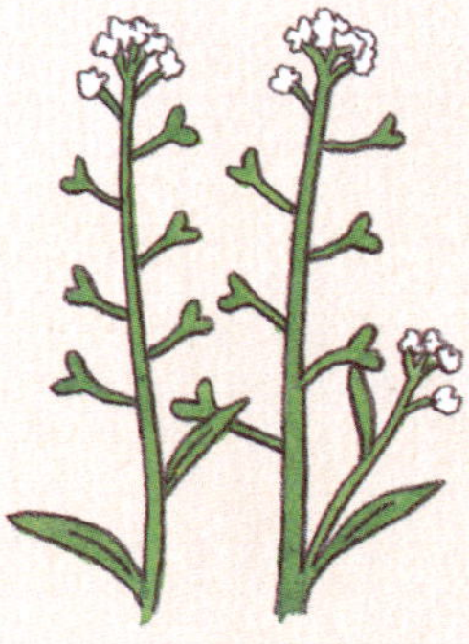

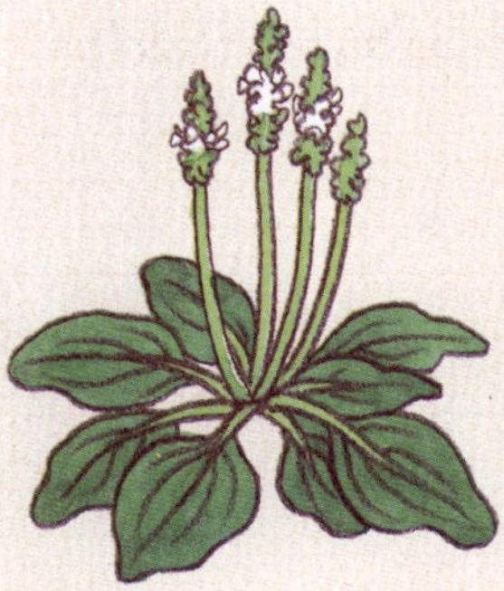

车前草

整株有止咳、化痰、消炎、止泻、利尿的效果。于开花期时从根部剪掉整株，水洗后晒干。取10～15g干燥植株加3杯水熬至水量减半即可，1日用量，分3次饭后服用。

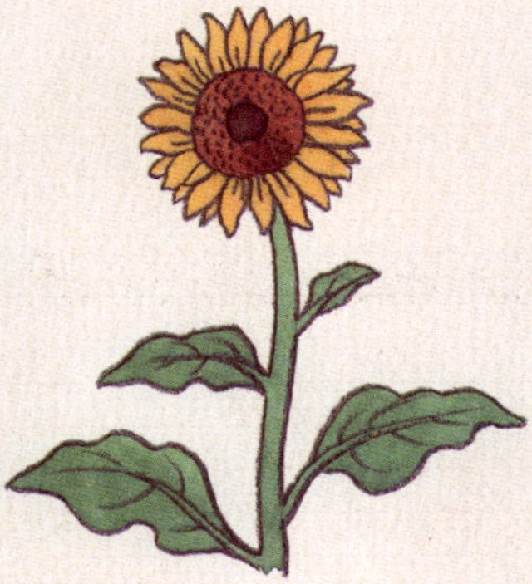

向日葵

果实（葵花籽）有滋养功效，花盘（长有花蕊的部分）可预防头晕和高血压。于9～10月采取果实，在太阳下晒1周，将去除葵花籽的花盘切碎晒干。取15～20g干燥的果实加2杯水、60～90g干燥的花盘加3杯水一同熬制，到水量减半即可，1日用量，分3次服用。

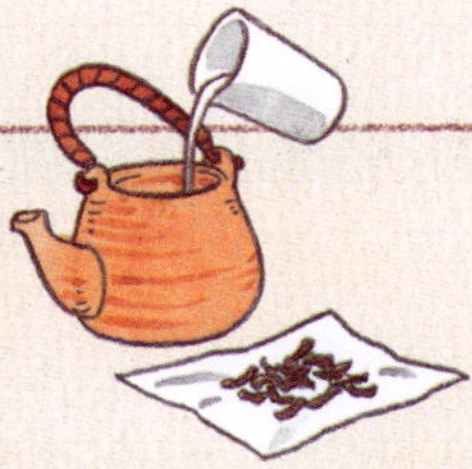

中药的熬制方法

将中药放入陶制或玻璃制锅中（不可使用金属制品），中火熬至沸腾后掀开锅盖，继续小火熬制，当水量减为一半时关火，用滤网或纱布过滤药液。

金属制品容易与草药产生化学反应而影响药效，应避免使用。成年人以每日3杯水的量为宜。

食材索引

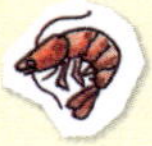
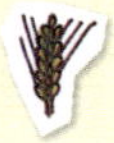
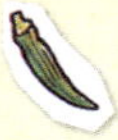

H

J

K

L

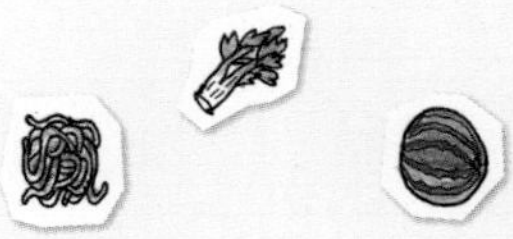

M

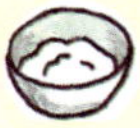

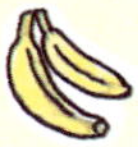

N

P

Q

R

S

T

W

X

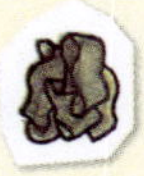

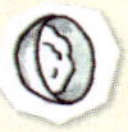
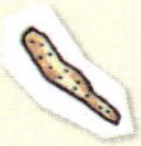

Y

Z

参考文献

永山久夫．米饭的力量 五谷的力量．家的光协会

永山久夫．365天长寿饮食．角川学艺出版

永山久夫．长寿餐桌．角川学艺出版

永山久夫．永山久夫的健康小贴士．Marbletron出版社

永山久夫．100岁食谱．家的光协会

永山久夫．对身体有益的食材和药膳．池田书店

吉田企世子，松田早苗．美味健康营养学．高桥书店

梅崎和子．阴阳调和健康烹饪方法．农山渔村文化协会

则岗孝子．营养成分事典．新星出版社

梅崎和子．外婆的药膳．家的光协会

本多京子．健康的饮食和营养事典．永冈书店

大森一慧．吃出身体的自然愈合力．three mark 出版

药日本堂．简单美味的中药汤谱．法研

杏仁美友．以中药为中心．成集堂出版

西川千宽．儿童篇 栗子米饭．自由社

栗子米饭之健康生活家庭版．自由社

石原结宽．决定篇 提高身体温度的食材和食用方法．河出书房新社

有田秀慧．消除心理压力的处方．宝岛社

辰巳洋．儿童药膳．绿书房

加藤雅俊．5秒见效．新星出版社

农文协．古典饮食与健康5 民间疗法．农山渔村文化协会

香川芳子．食品成分表 改订最新版．女子营养大学出版部

参考文献

海棠尊．身体说明书．宝岛社

杉本充弘．迎接妈妈的初次妊娠分娩．新星出版社

上田玲子．辅食百科．妇女社

Benesse Corporation．母乳喂养．Benesse Corporation

中村丁次．一看就懂．php研究所

药日本堂．药膳 中药食材本．实业日本社

杏仁美友，尾代悠子．药膳米饭．大河书房

新世纪英和辞典．三省堂

进步英汉和词典．小学馆

鸡蛋饮食生活．2012

初次鸡蛋饮食生活．2012

幼鸡生活．2008